Orgasmus total

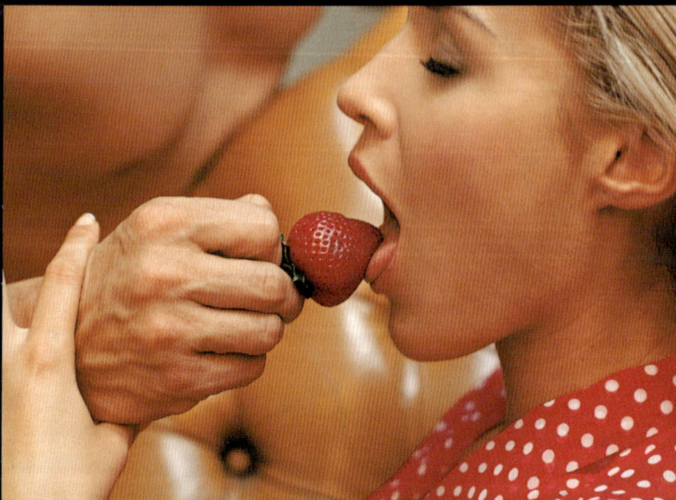
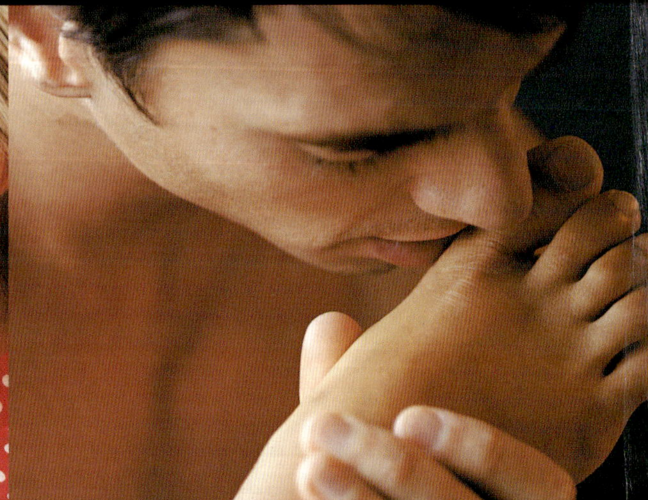

südwest

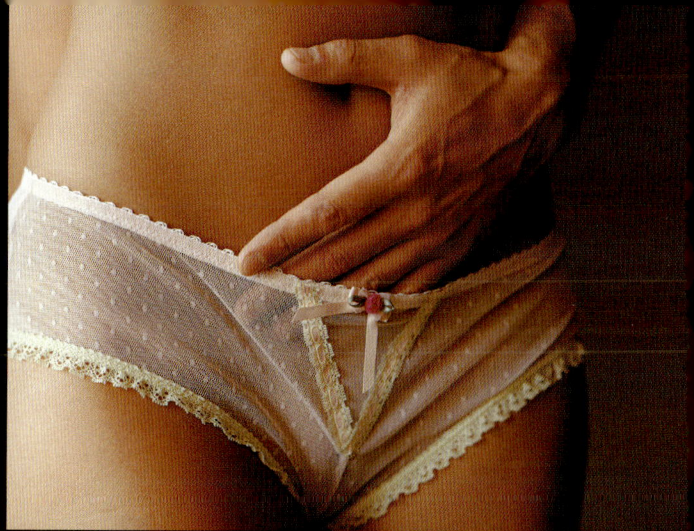

Orgasmus total

Nicci Talbot

ISBN: 978-3-517-08379-7

Originaltitel: Orgasm
Das vorliegende Buch ist eine Übersetzung des im Original bei Hamlyn, an imprint of Octopus Publishing Group Ltd., 2–4 Heron Quays, Docklands, London E14 4JP erschienenen Buches.

Umschlaggestaltung: R.M.E. Eschlbeck / Kreuzer / Botzenhardt
Übersetzung: Martin Rometsch für berliner buchmacher
Redaktion: berliner buchmacher, Vera Olbricht
Typografie: Grafikstudio Scheffler für berliner buchmacher

Wichtiger Hinweis: Die Informationen in diesem Buch sind kein Ersatz für fachkundige medizinische Beratung und Behandlung. Wenn Sie schwanger sind oder an irgendwelchen Beschwerden leiden, empfehlen wir, einen Arzt zu konsultieren, bevor Sie Ratschläge oder Methoden anwenden, die dieses Buch beschreibt. Verwenden Sie kein Massageöl, wenn Sie ein Kondom benutzen, denn das Öl beschädigt das Latex. Eine Haftung der Autorin, des Verlages und seiner Beauftragten für Personen-, Sach- oder Vermögensschäden ist ausgeschlossen.

Printed and bound in Hong Kong

817 2635 4453 6271

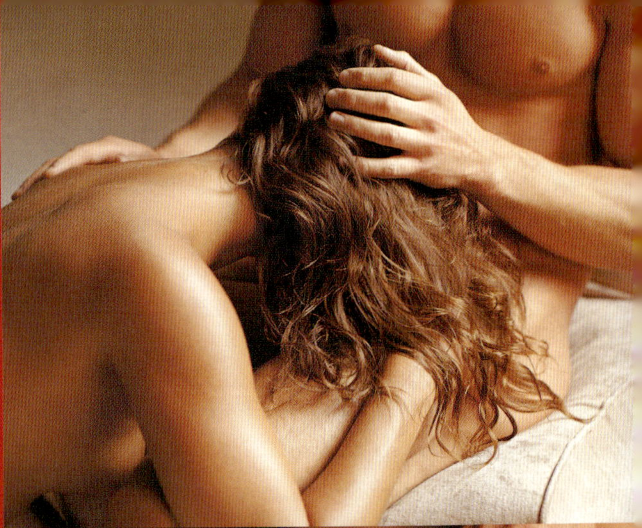

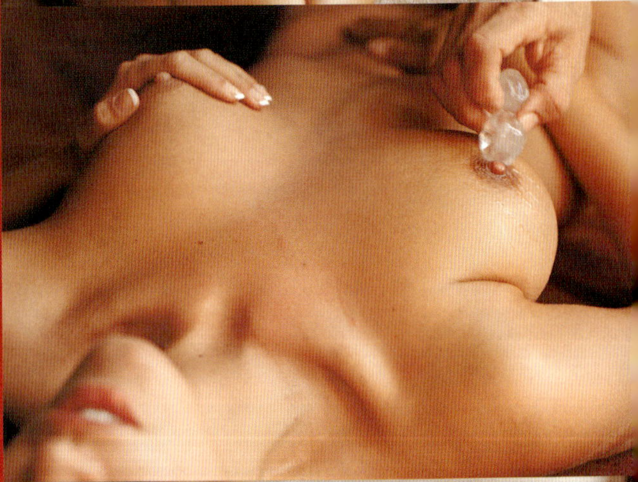

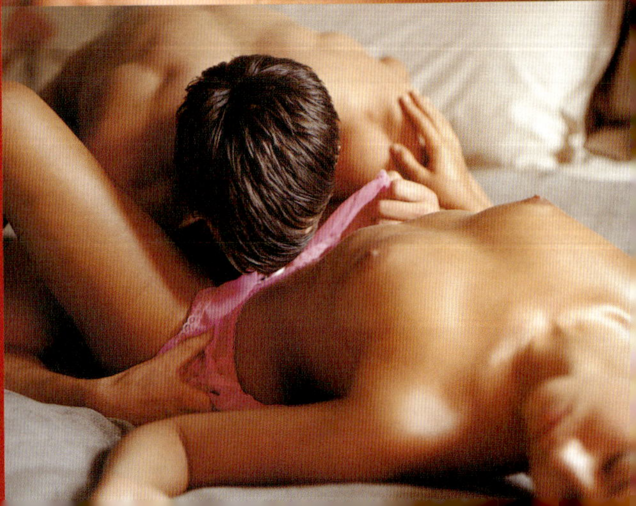

Inhalt

Einführung

Haben Sie sich je gefragt, was während eines Orgasmus im Körper geschieht und warum Sie an bestimmten Tagen im Monat leichter zum Orgasmus kommen als an anderen? Wussten Sie, dass es bei Männern und Frauen mindestens sechs verschiedene Arten des Orgasmus gibt und dass ein Orgasmus bis zu drei Stunden dauern kann? Willkommen zu *Orgasmus*, dem Buch über Sie und Ihren Orgasmus!

Orgasmen sind fantastisch

Orgasmen sind ein menschliches Grundbedürfnis und unerlässlich für die sexuelle Entwicklung. Der Psychoanalytiker Wilhelm Reich stellte 1927 in seinem Buch *Die Funktion des Orgasmus* als Erster einen Zusammenhang zwischen dem Orgasmus und der geistigen Gesundheit her. Er definierte Neurosen als Hindernisse auf dem Weg zum totalen Orgasmus. Ja, Obst ist gesund; aber ein Orgasmus am Tag versorgt den ganzen Körper mit Energie, steigert die Herzfrequenz und lindert Stress und Spannungen.

Trotzdem jagt der Orgasmus uns Angst ein. In den Filmen haben alle fantastische Orgasmen. Kein Wunder, dass wir uns fragen, ob wir etwas falsch machen. Eigentlich soll der Orgasmus uns ja Spaß machen – aber warum macht er uns dann so ängstlich und nervös?

Es besteht noch Hoffnung!

Zum Glück können Sie Ihre Orgasmen verbessern, und dieses Buch zeigt Ihnen, wie. Sie brauchen nur zu wissen, wie Ihr Körper funktioniert. Je gründlicher Sie Ihre Sexualität erforschen, desto besser werden Ihre Orgasmen – Jahr für Jahr! Der erste Teil des Buches, »Wissenswertes über den Orgasmus«, erklärt, was ein Orgasmus ist, warum er Ihnen gut tut und wie das Gehirn und der Körper auf dem Höhepunkt reagieren. »Erforschen Sie Ihren Körper« untersucht, was den Orgasmus zu einem so aufregenden Erlebnis macht – die Klitoris und der G-Punkt – und gibt tolle Tipps für Orgasmen ohne Partner. Außerdem erfahren Sie, wie Fantasien, Aphrodisiaka, Anziehen und Ausziehen sowie orale Stimulation und erotische Massage das Vorspiel würzen können.

Dieses Buch zeigt Ihnen, wie Sie den lang ersehnten Höhepunkt erreichen – mit oder ohne Partner. Entdecken Sie die vielen Wege zum Orgasmus, die besten Stellungen, um die Lust zu verlängern, und die spirituellen Sex-Theorien des Tantra, Taoismus und Kamasutra.

Niemand hat eine perfekte Beziehung. Darum werden sexuelle Probleme nicht verschwiegen, und Sie lernen eine Menge über körperliche und seelische Liebestöter und was Sie dagegen tun können.

Legen Sie dieses Buch auf den Nachttisch, und es wird nicht lange dauern, bis es mit Fingerabdrücken und Massageöl gespickt ist.

Viel Spaß!

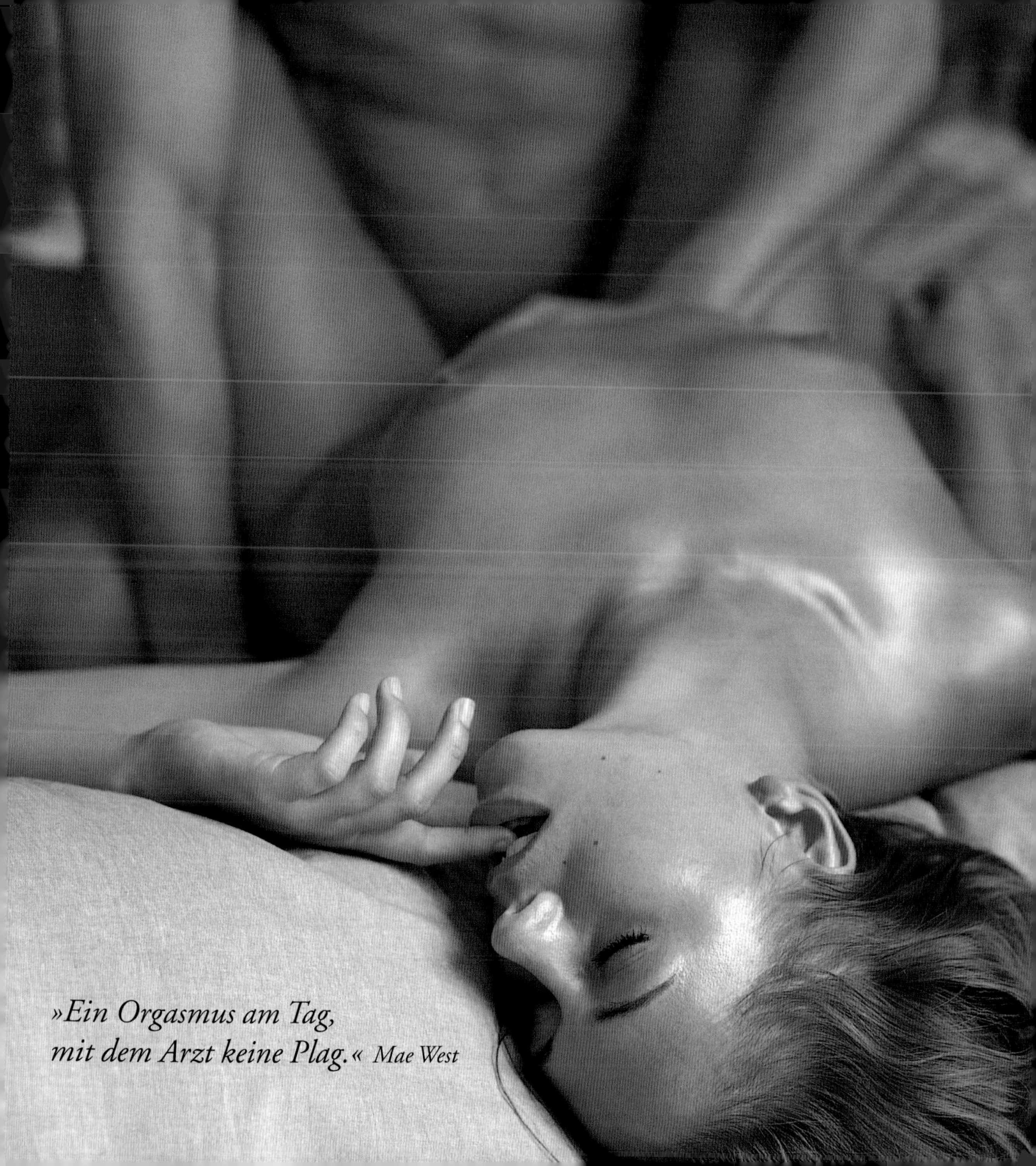

»Ein Orgasmus am Tag,
mit dem Arzt keine Plag.« Mae West

Wissenswertes über den Orgasmus

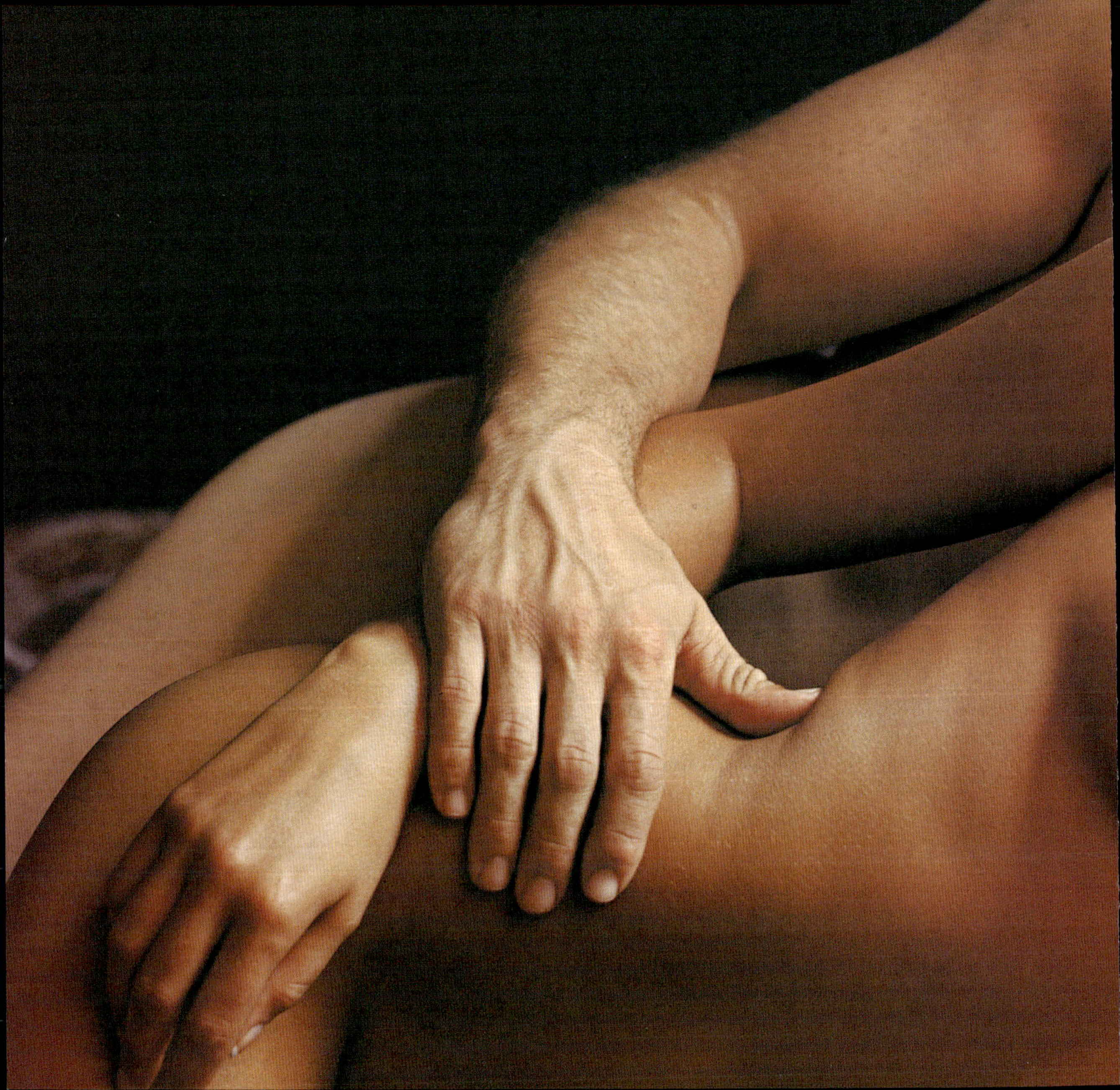

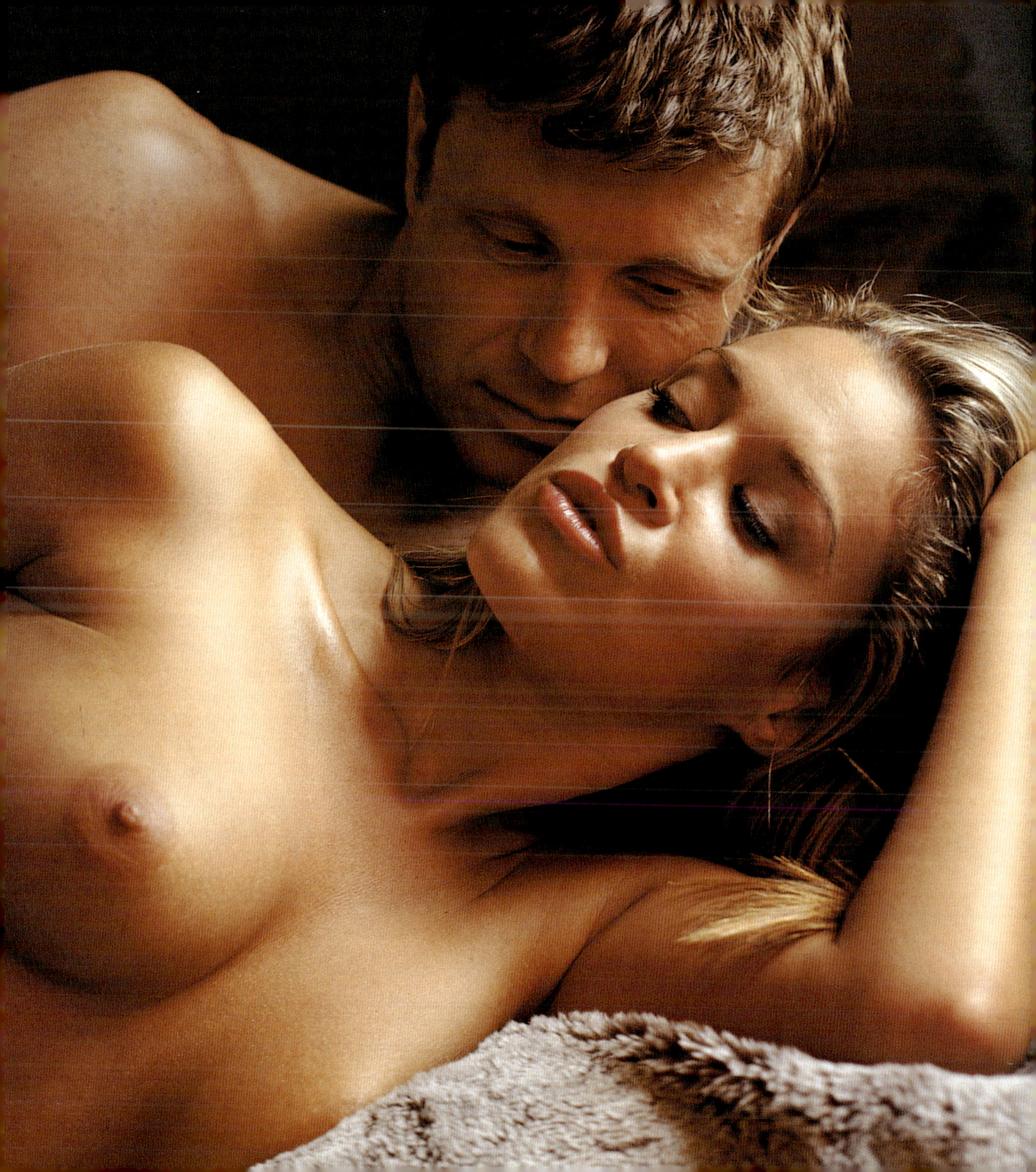

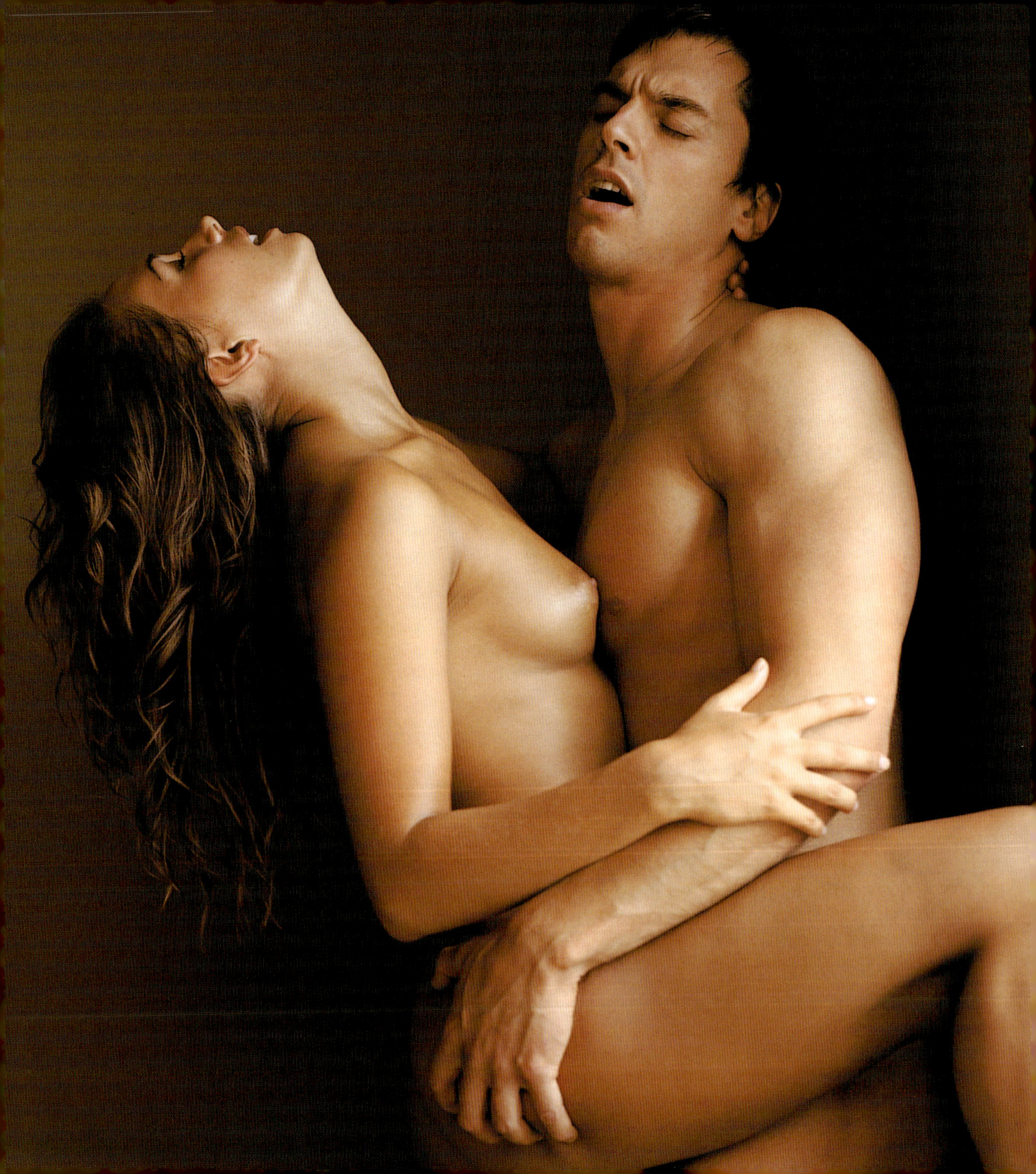

Was ist ein **Orgasmus?**

Das Wort Orgasmus ist vom griechischen Wort *orgasmós* abgeleitet, das »anschwellen« und »lüstern sein« bedeutet. Während eines Orgasmus reagieren Sie körperlich und seelisch auf sexuelle Reize. Der Orgasmus tritt ein, wenn der Körper es nicht mehr aushält und sich einfach gehen lassen muss.

Was geschieht dabei?

William Howell Masters und Virginia Eshelman Johnson, die Pioniere der Sexualforschung in den 50er- und 60er-Jahren des letzten Jahrhunderts, beschrieben den Orgasmus als muskulären und hydraulischen Vorgang. In ihrem »sexuellen Reaktionszyklus« (siehe Seite 14–17) ist der Orgasmus die dritte von vier Stufen. Dieser Zyklus, den beide Geschlechter ähnlich erleben, gipfelt in einer Reihe von rhythmischen Kontraktionen. Männer ejakulieren meist während eines Orgasmus und empfinden ihn vor allem in den Genitalien. Frauen können den Orgasmus in verschiedenen Körperteilen empfinden und sogar einen Ganzkörperorgasmus erleben (siehe Seite 94). Einen »Standardorgasmus« gibt es nicht, meint der Sexexperte Tracey Cox: Der Höhepunkt kann ein leichtes Kribbeln, aber auch eine wilde Explosion sein; er kann blitzschnell vorbei sein oder lange dauern.

Der Orgasmus ist ein körperliches, seelisches und geistiges Erlebnis

Sie und Ihr Orgasmus

In Masters und Johnsons mechanischer Analyse des Orgasmus ist wenig Platz für Romantik, geschweige denn für Gefühle. Sinnvoller wäre es wohl, den Orgasmus nicht nur als körperlichen, sondern auch als emotionalen und spirituellen Vorgang zu betrachten. Wenn Sie für neue Techniken und Methoden aufgeschlossen sind, wer weiß, wohin diese Sie führen!

Orgasmen sind Ihr persönlicher Schatz. Freuen Sie sich darüber, haben Sie Spaß daran. Aber setzen Sie sich nicht unter Druck; denn Orgasmen sind nur ein Teil eines aktiven Sexlebens, nicht das Ganze und nicht das einzige Ziel. Anders als in Filmen führt realer Sex nicht immer zum Orgasmus – und das ist gut so. An manchen Tagen im Monat reagiert Ihr Körper schwächer auf Berührungen; an anderen Tagen macht die geringste Stimulation Sie verrückt. Ihr Verlangen und Ihre Orgasmusfähigkeit hängen nämlich vom Eisprung ab. Einfach ausgedrückt hat eine Frau kurz vor der Ovulation am meisten Lust auf Sex, weil sie dann am fruchtbarsten ist.

Eine neue Einstellung zum Orgasmus

Bei uns im Westen gilt der Orgasmus als Ziel der sexuellen Begegnung. Wenn wir ihn nicht erreichen, fühlen wir uns als Versager. Man bombardiert uns mit Bildern von hinreißenden Paaren, die großartigen Sex genießen und mit denen wir kaum mithalten können. Kein Wunder, dass wir uns bisweilen etwas minderwertig vorkommen!

Verschiedene Wege

Einige Kulturen des Ostens haben eine ganz andere Einstellung zum Orgasmus. Im Tantra, im Taoismus und im *Kamasutra* (siehe Seite 116–133) ist der Orgasmus kein sexuelles Ziel, sondern ein heiliger, spiritueller und integraler Bestandteil einer viel größeren sexuellen Erfahrung. Es ist paradox: Wenn wir uns nicht auf den Orgasmus konzentrieren und den Leistungsdruck verringern, erreichen wir den Orgasmus mit diesen traditionellen Techniken sogar leichter.

Sex in der Vergangenheit

Früher rümpfte man über die weibliche Sexualität die Nase. Im Mittelalter galt sie als sündhaft und beängstigend. Frauen sollten keine Lust empfinden, und ihre Erregung galt oft als Geisteskrankheit mit Symptomen wie Feuchtwerden, sexuellen Fantasien und Unberechenbarkeit. Der Vibrator wurde erfunden, um Frauen von ihrer »Hysterie« zu heilen – eine faszinierende Aufgabe für gelangweilte Ärzte, die ihren Patientinnen »Erleichterung« verschaffen mussten!

Im 18. Jahrhundert verstand man teilweise, welche Rolle die Klitoris beim Sex spielt; aber Sigmund Freud hemmte diesen Fortschritt ein wenig, als er in den 20er-Jahren des 19. Jahrhunderts den klitoralen Orgasmus als »unreif« abwertete und behauptete, echte Frauen hätten vaginale Orgasmen. In den 50er- und 60er-Jahren erlebte der klitorale Orgasmus dank Alfred Kinsey und seiner Kollegen eine Auferstehung. Ihm folgten Masters und Johnson, die viel dazu beitrugen, die Theorien über Verlangen, Sex und Orgasmus zu verbreiten, auf die wir uns heute noch stützen.

Die weibliche Sexualität wurde weiter erforscht, und wir wissen heute beispielsweise, dass die Klitoris viel größer ist, als man früher glaubte (siehe Seite 30). Eine weitere Entdeckung war der G-Punkt, der eine ganz neue Debatte über den Sex auslöste (siehe Seite 32). Eines ist sicher: Die Diskussion über die Sexualität und den Orgasmus der Frau ist nie langweilig!

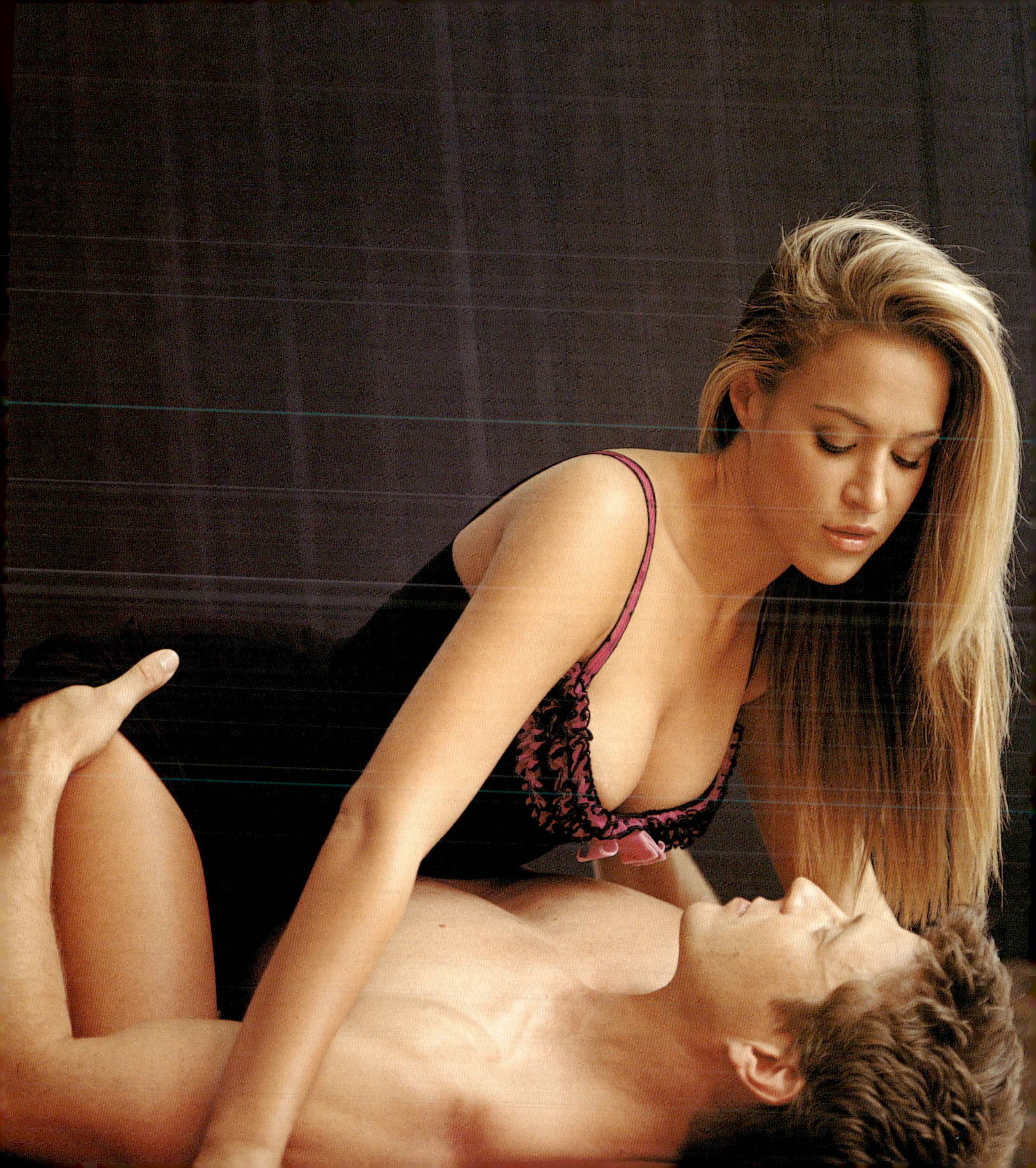

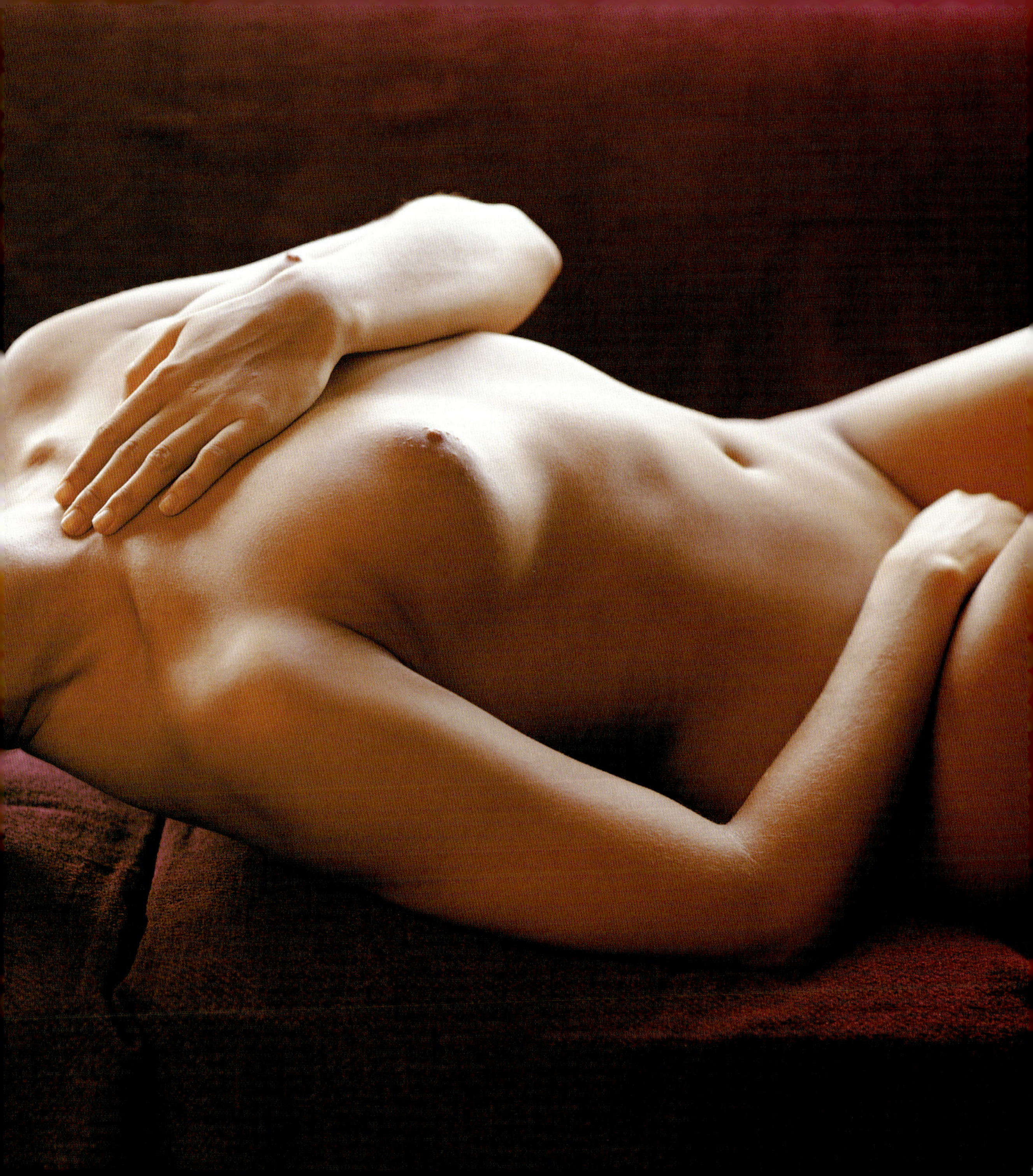

Der sexuelle Reaktionszyklus

Es ist wichtig, dass Sie genau wissen, was während der Erregung und des Orgasmus in Ihrem Körper vorgeht. Sexualtherapeuten berichten, dass viele Frauen vor allem über einen Mangel an Lust (Libido) klagen. Wenn Sie verstehen, wie Sie sexuell reagieren und was Sie heiß macht, können Sie Ihre Lustgefühle steigern. Wie also funktioniert Sex?

Vier Reaktionsphasen

Die Sexologen Masters und Johnson teilten die physiologischen Reaktionen während der sexuellen Stimulation in vier Phasen ein, um zu beschreiben, was im Körper vorgeht – vom ersten Gedanken an den Sex bis zum Orgasmus und unmittelbar danach. Dieses Schema ist weitgehend anerkannt; dennoch dürfen Sie nie vergessen, dass Ihre sexuellen Reaktionen auch von der Stimmung, dem Grad der Erregung und den Gefühlen für den Partner abhängen.

1 · Die Erregung

Die Stimulation kann körperlich oder seelisch erfolgen: durch Berühren, Küssen, erotische Fantasien oder anregende Lektüre. Als Reaktion auf diese Gedanken und Empfindungen kurbelt das Gehirn den Blutkreislauf an und bereitet Sie auf den Sex vor. Puls, Atemfrequenz und Blutdruck steigen. Die Brustwarzen richten sich ein wenig auf, auch beim Partner. Sie erröten vom Bauch bis zur Brust und der Partner vielleicht ebenfalls. Sie schwitzen an der Stirn, an der Oberlippe, auf der Brust, an den Oberschenkeln und an den Knöcheln. Und das Beste ist, dass die Muskelspannung in manchen Bereichen zunimmt.

Sobald das Gehirn des Mannes den sexuellen Reiz bemerkt, erhöht es die Blutzufuhr in den Penis, so dass dieser steif wird. Die Erektion kann kommen und gehen. Die Hoden wandern nach oben und werden dicker.

Manche Frauen brauchen bis zu 45 Minuten, um wirklich erregt zu sein. Darum ist ein ausgiebiges Vorspiel so wichtig. Wenn Sie erregt sind, werden die Brustwarzen steif, und die Brüste schwellen an. Die großen Schamlippen werden flacher, dünner und größer und bewegen sich nach oben und außen. Auch die kleinen Schamlippen wachsen. Die Klitoris schwillt etwas an, und die Vagina beginnt zur Vorbereitung auf den Sex feucht zu werden. Zudem verändert sie ein wenig ihre Form und dehnt sich, um den Penis zu empfangen.

2 · Das Plateau

Dies ist die Phase kurz vor dem Orgasmus. Puls und Durchblutung nehmen weiter zu, Sie schwitzen stärker, und Blut strömt in die Genitalien. Jetzt reagieren Sie extrem empfindlich auf Berührungen.

Männer werden meist recht schnell erregt und haben vor dem Orgasmus eine längere Plateauphase. Die Muskeln an der Peniswurzel ziehen sich zusammen, die Eichel schwillt, die Hoden werden noch enger an den Körper gezogen. Der Puls steigt auf etwa 180 Schläge in der Minute.

Bei Frauen ist die Plateauphase kürzer. Die großen Schamlippen schwellen stärker an, und die Klitoris entfernt sich vom Körper. Die Beckenbodenmuskeln spannen sich stärker an, und Sie atmen fast so schnell wie der Partner.

3 · Der Orgasmus

Wenn das alles unerträglich wird, explodiert der Körper im Orgasmus und entspannt sich. Die Muskeln im After- und Beckenbereich kontrahieren alle 0,8 Sekunden. Diese und andere Kontraktionen lösen starke Lustgefühle aus. Ihr Orgasmus dauert etwa 15 Sekunden, seiner etwa 5.

Männer können einen Orgasmus ohne Ejakulation haben. Er spürt Kontraktionen im Penis und weiß, dass der Höhepunkt nah ist – er kann ihn nicht aufhalten. Die Beckenmuskeln ziehen sich zusammen, so dass Samenflüssigkeit durch die Harnröhre fließt, bis sie aus der Eichel spritzt. Die Menge des Spermas hängt davon ab, wann er den letzten Orgasmus hatte, wie alt er ist und wie gesund.

Bei Frauen dehnt sich die Vagina beim Orgasmus, die Klitoris verschwindet unter ihrer Vorhaut, und die Gebärmutter zieht sich leicht zusammen, so dass ihr Hals in das Sperma taucht, das sich in der Vagina befindet. Anders als Männer können Frauen den Orgasmus aufschieben, bis sie bereit sind; außerdem sind sie zu mehreren Orgasmen hintereinander fähig (siehe Seite 82).

4 · Die Entspannung

Nach dem Orgasmus entspannen sich die Muskeln, Blutdruck und Atmung normalisieren sich. Sie beide fühlen sich wundervoll schlapp, denn die Hirnanhangdrüse schüttet das Hormon Prolaktin aus.

Beim Mann geht alles meist schnell. Der Penis erschlafft und schrumpft auf die halbe Größe, die Hoden sinken, und oft schläft er bald ein!

Bei der Frau öffnet sich der Gebärmutterhals, und in die Brustwarzen und Genitalien strömt weniger Blut. Manchmal bleiben diese Körperteile noch länger erregt, so dass weitere Orgasmen möglich sind.

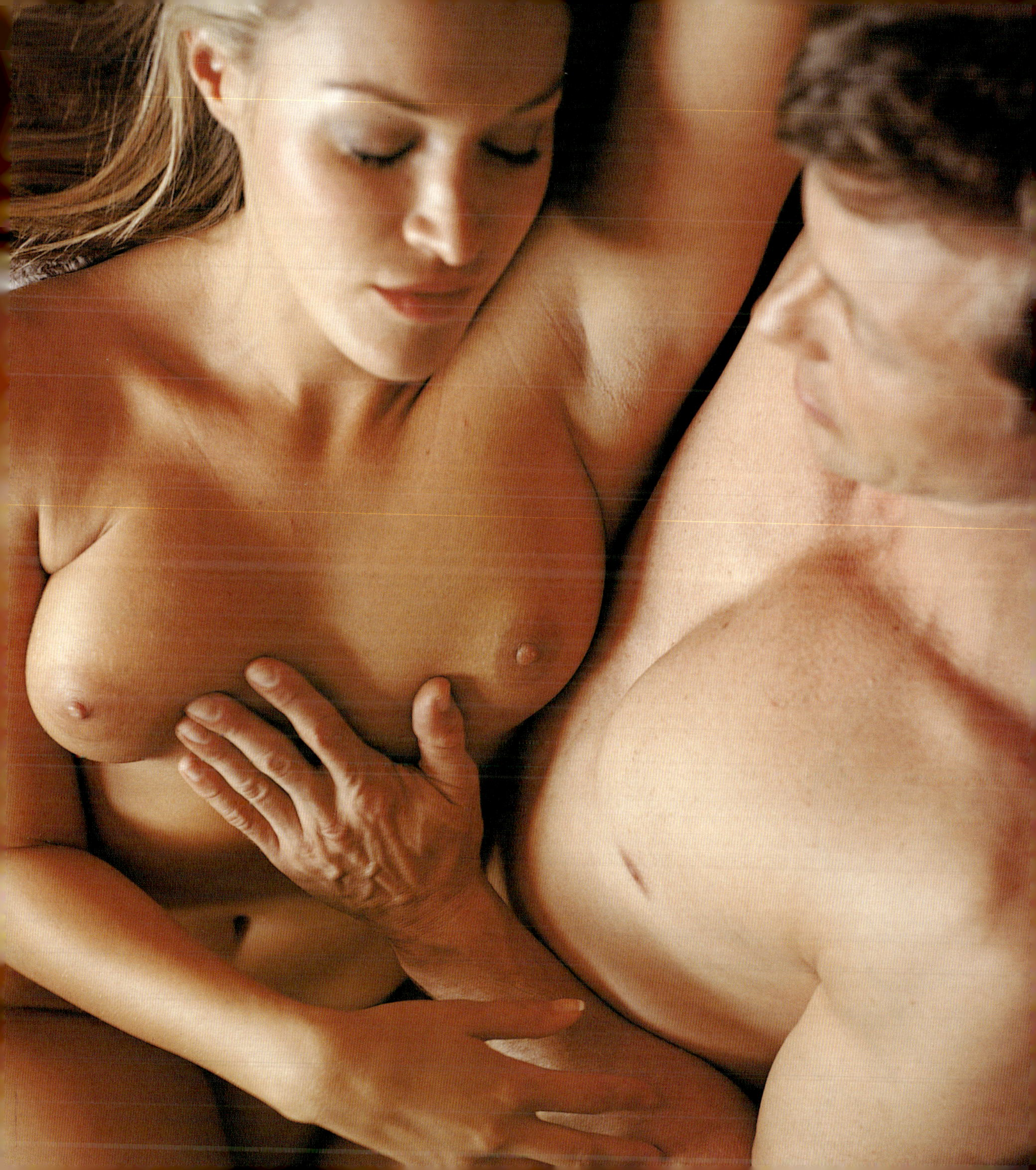

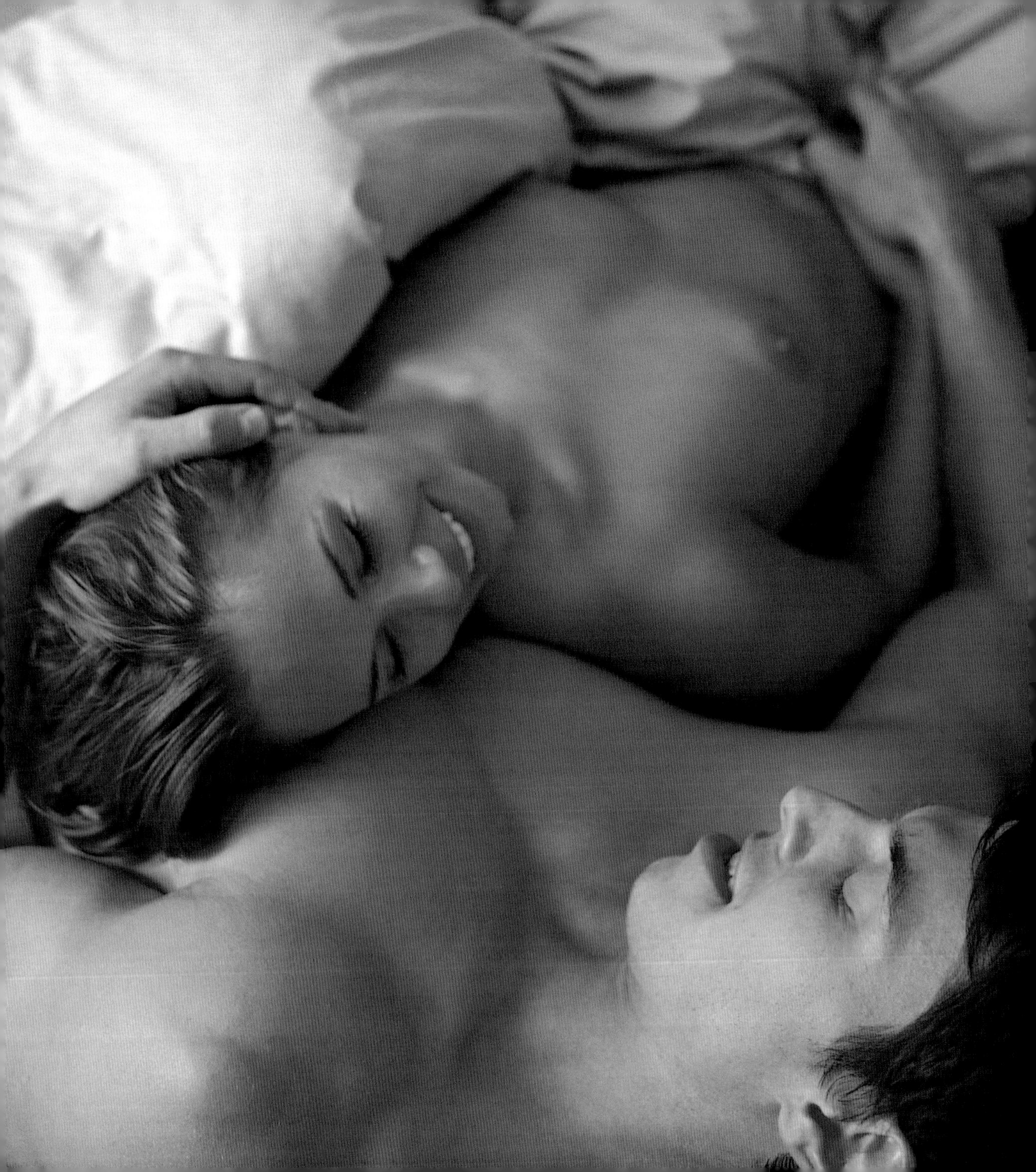

Orgasmen sind gut für Sie

Es ist bekannt, dass Orgasmen Verspannungen abbauen und uns glücklicher machen. Sie sind eine wundervolle, natürliche Arznei bei Stress und Schlaflosigkeit. Aber wussten Sie auch, was ein Orgasmus sonst noch für Sie tun kann?

Gesundheitliche Vorteile

Es gibt viele wissenschaftliche Studien über die erstaunlichen Wirkungen, die Orgasmen und regelmäßiger Sex für die Gesundheit und das Wohlbefinden haben. Sexuell aktive Menschen leben länger und werden seltener krank. Wer dreimal in der Woche Sex hat, kann 10 Jahre jünger aussehen, und je mehr Orgasmen ein Mann hat, desto geringer ist das Prostatakrebsrisiko. Orgasmen können sogar Migräne heilen. Von 52 Betroffenen berichteten in einer Studie 16, dass die Schmerzen nachließen, und bei 8 verschwanden sie ganz. Und das Beste ist, dass Orgasmen die sexuelle Lust anfachen – je mehr Sie haben, desto mehr wollen Sie!

Das ist noch nicht alles ...

- **Der Orgasmus erhöht den Serotoninspiegel.** Das fördert die Gesundheit, das Wohlbefinden und die Zufriedenheit.
- **Der Orgasmus steigert die Durchblutung** und macht Gewebe und Organe gesünder.
- **Beim Orgasmus bildet der Körper** Phenethylamin, eine natürliche Substanz, die den Appetit steuert. Vielleicht lässt Ihr Appetit auf Junk Food nach.
- **Das beim Orgasmus gebildete Testosteron** stärkt das Herz.
- **Die Muskeln spannen sich beim Orgasmus an** – Sie trainieren also ohne Sport.
- **Die Vagina absorbiert Hormone** aus dem Sperma, die angeblich Depressionen lindern.
- **Der Orgasmus kann die Wahrscheinlichkeit** einer Schwangerschaft erhöhen, denn die Kontraktionen der Vagina ziehen das Sperma nach oben in Richtung Eizelle.

Ich kann nicht, ich will nicht

Da wir es für unsere Pflicht halten, fantastische Orgasmen zu haben, überrascht es nicht, dass Frauen (und Männer) sie bisweilen vortäuschen. Ausbleibende Orgasmen können ein schwerer Schlag sein – als hätten Sie keinen richtigen Sex oder als seien Sie unfähig, den Partner zu befriedigen. Wenn Sie einen Orgasmus vortäuschen, weil Sie nicht können, sollten Sie das Problem untersuchen. Wahrscheinlich gibt es eine körperliche oder seelische Ursache, die sich beseitigen lässt (auf Seite 23 finden Sie einige wahrscheinliche Ursachen).

Sexuelle Störungen

Anorgasmie ist die Unfähigkeit, Orgasmen zu haben. Man nennt sie primär, wenn eine Frau nie den Orgasmus erreicht; sekundär, wenn sie früher Orgasmen hatte, jetzt aber nicht mehr; und situationsbedingt, wenn sie nur in bestimmten Situationen einen Orgasmus hat (etwa beim Masturbieren). Manchmal kann die Frau sich beim Sex nicht »gehen lassen«, und dafür gibt es körperliche und seelische Gründe.

Beim Vaginismus ziehen sich die Beckenbodenmuskeln, die den Scheideneingang umgeben, unwillkürlich zusammen, sodass der Penis nicht in die Scheide eindringen kann oder der Sex sehr schmerzhaft wird. Das kann beim ersten Sex, aber auch im Laufe einer Partnerschaft vorkommen. Auch hier können die Ursachen körperlicher oder seelischer Art sein.

Erektile Dysfunktion ist die Unfähigkeit, eine Erektion zu bekommen und beizubehalten. Sie ist ziemlich häufig und scheint sich mit dem Alter zu verschlimmern. Obwohl die meisten Männer irgendwann darunter leiden und sie sich leicht beheben lässt, kann sie zu einem seelischen Problem werden (weil er sich Sorgen macht), bis er nicht mehr will und nicht mehr kann. Darunter können beide Partner und die Beziehung leiden: Der Mann fühlt sich als Versager, die Frau glaubt, sie werde abgelehnt und sei nicht mehr begehrenswert.

Eine Ejakulation sofort nach dem Eindringen nennt man vorzeitig. Sie kommt sehr häufig vor und wird nur zum Problem, wenn ein Partner darunter leidet, vielleicht wenn der Mann glaubt, er sei kein »richtiger Mann«, oder wenn die Frau immer wieder enttäuscht wird.

Bei der sexuellen Anhedonie hat der Mann Erektionen und Ejakulationen, aber keinen Orgasmus. Die Ursache ist meist sexuelles Desinteresse.

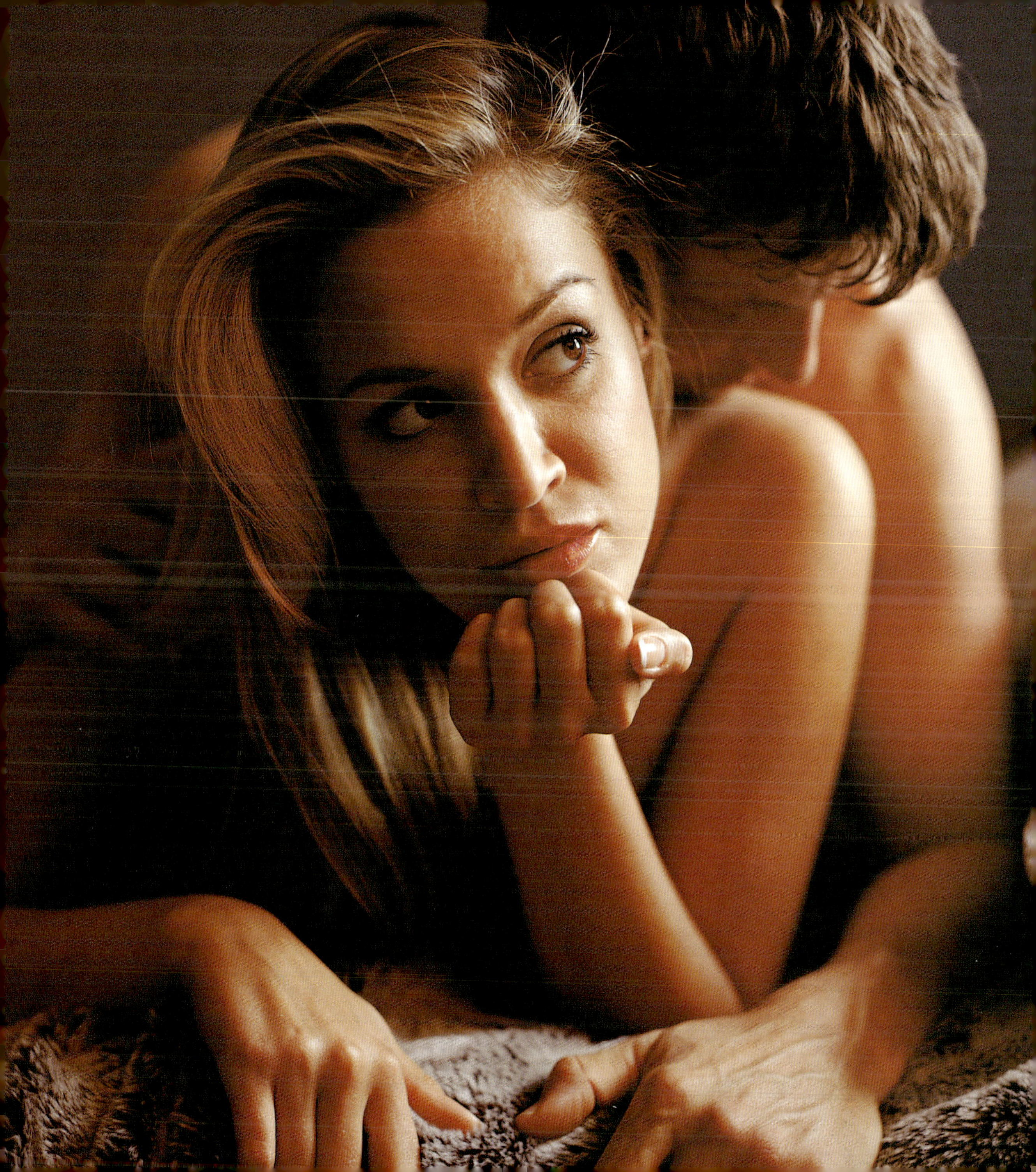

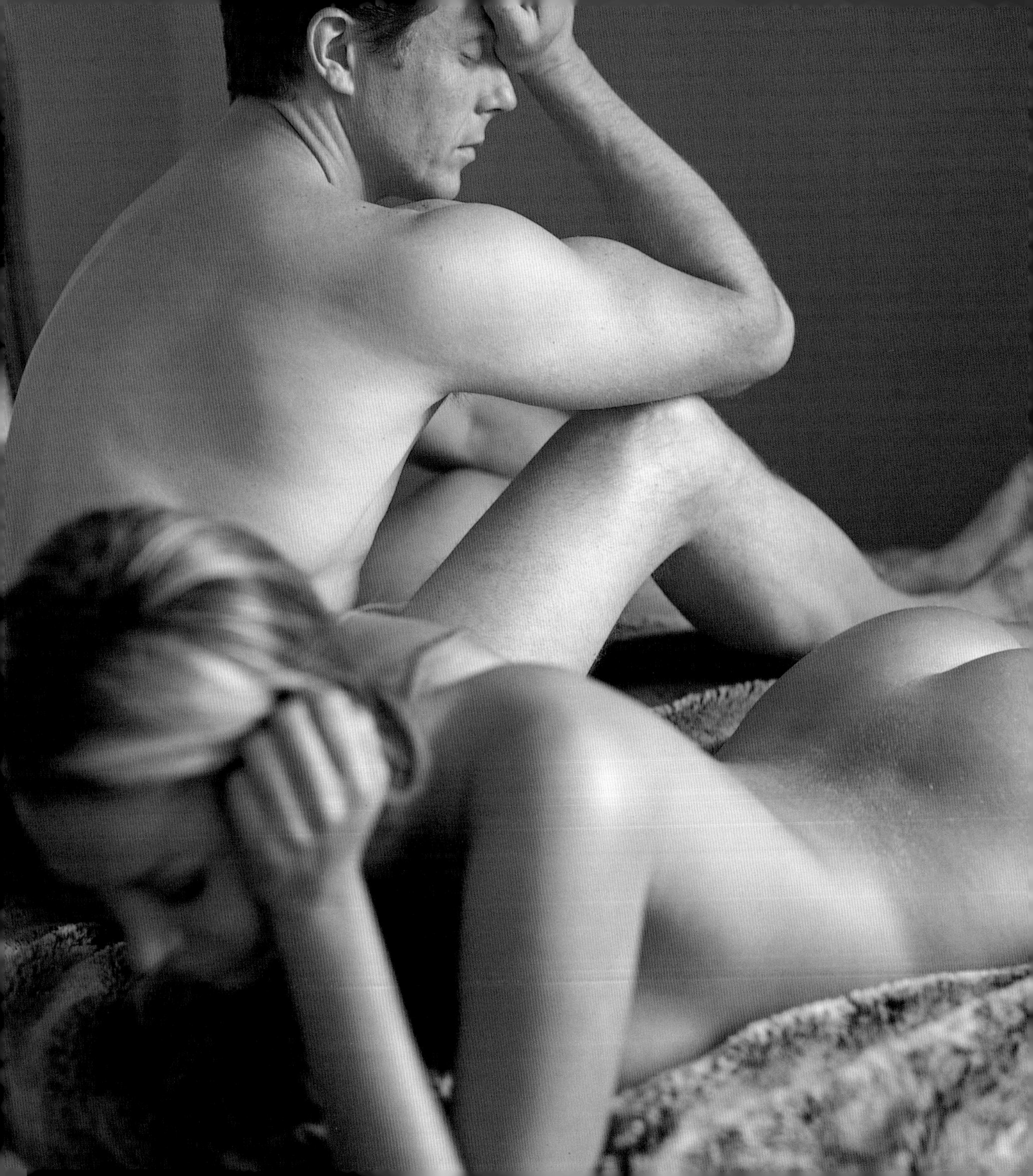

Orgasmus-störungen

Einige häufige Ursachen sexueller Störungen werden hier genannt (Lösungen finden Sie auf Seite 138). Es gibt körperliche und seelische Ursachen, und manchmal steht das Gehirn der Lust im Wege – wer zu viel grübelt, erreicht den Orgasmus möglicherweise nicht.

Körperliche Ursachen

- **Libido-Unterschiede.** Vielleicht möchten Sie mehr Sex als Ihr Partner oder umgekehrt, oder er will Sex am Morgen, während Sie eine Nachteule sind.
- **Unzureichendes Vorspiel.** Möglicherweise sind Sie einfach nicht zum Sex bereit. Männer geraten meist schneller in Erregung als Frauen. Ohne ausreichendes Vorspiel wird die Vagina nicht feucht, der Sex ist schmerzhaft, oder der Orgasmus bleibt aus. Vielleicht sind Sie verärgert oder enttäuscht, weil Sie glauben, nur der Partner habe seinen Spaß.
- **Falsche Stimulation.** Sie können die Lust verlieren, wenn seine Stöße zu schwach sind oder wenn Sie Sex immer in der gleichen Stellung, zur gleichen Zeit und am gleichen Ort haben.
- **Zu viel Alkohol oder Drogen.** Anfangs können sie Hemmungen abbauen, aber Ihre sexuelle Reaktion wird langsamer. Alkohol entwässert den Körper; dadurch kann der Sex unangenehm werden.
- **Krankheiten.** Diabetes kann beim Mann die Arterien verhärten und verengen, so dass die Blutzufuhr in die Genitalien abnimmt. Bei Frauen können schlechte Durchblutung, schwache Beckenbodenmuskeln oder Verletzungen der Wirbelsäule zu sexuellen Störungen führen.

Seelische Ursachen

Wenn Sie sich nicht entspannen und den Augenblick nicht genießen können, sind viele Gründe denkbar. Vielleicht sind Sie mit Ihrem Aussehen unzufrieden oder haben Angst, sich gehen zu lassen. Denken Sie daran, dass Sex Vertrauen voraussetzt und eine Form des Selbstausdrucks ist – und dass Sie den Orgasmus nicht steuern können.

Sex mit einem gehemmten Partner kann Ihr Selbstvertrauen untergraben, und Sex mit einem neuen Partner kann Unsicherheit und Angst auslösen: Sie fragen sich, wie ihm Ihr Körper gefällt und wie Sie im Vergleich zu seinen früheren Liebhaberinnen abschneiden.

Auch wenn Sie den Orgasmus zu wichtig nehmen – wenn er für Sie ein Ziel ist, dass man durch Sex erreichen muss –, bleibt er möglicherweise aus.

Erforschen Sie Ihren Körper

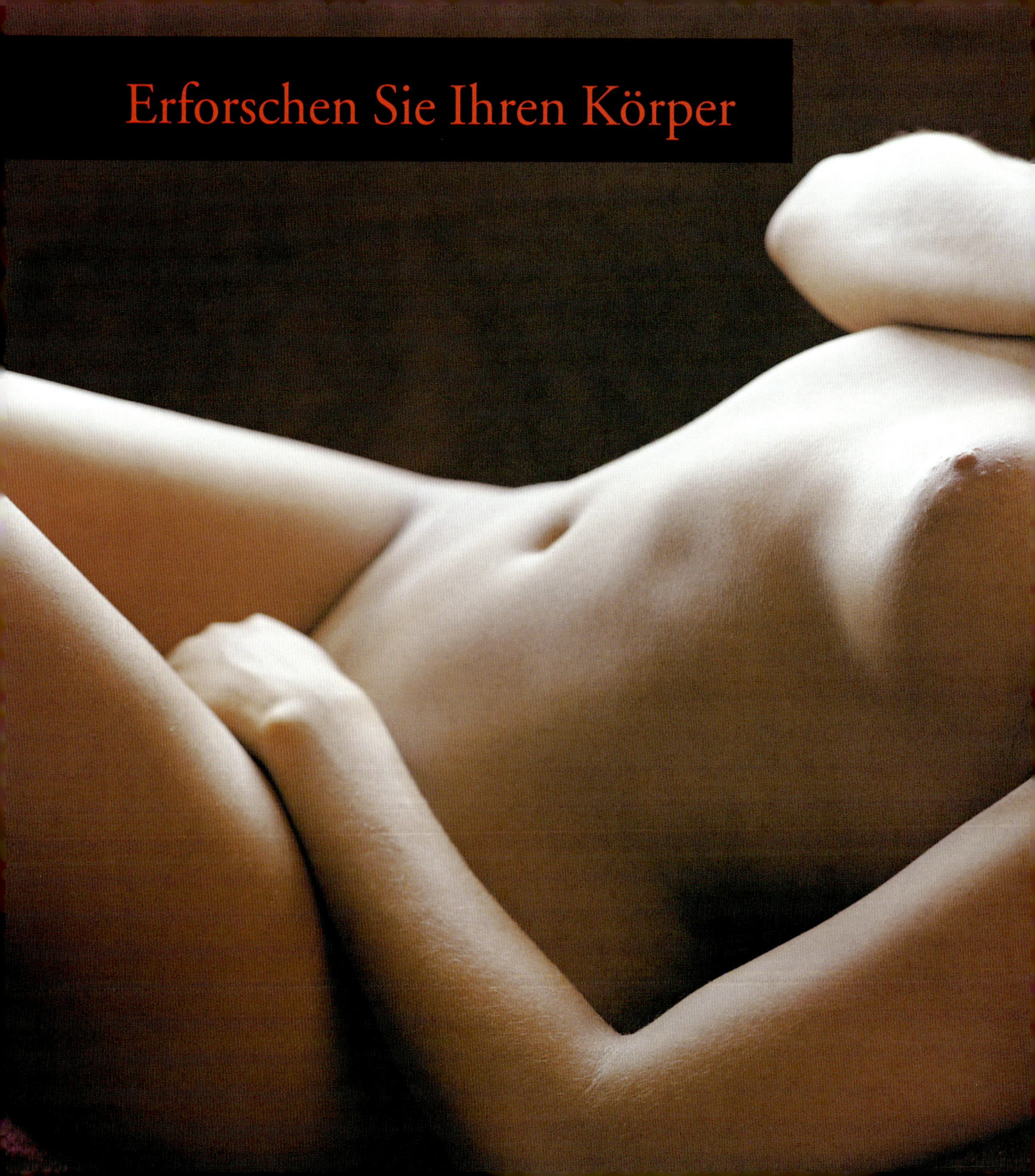

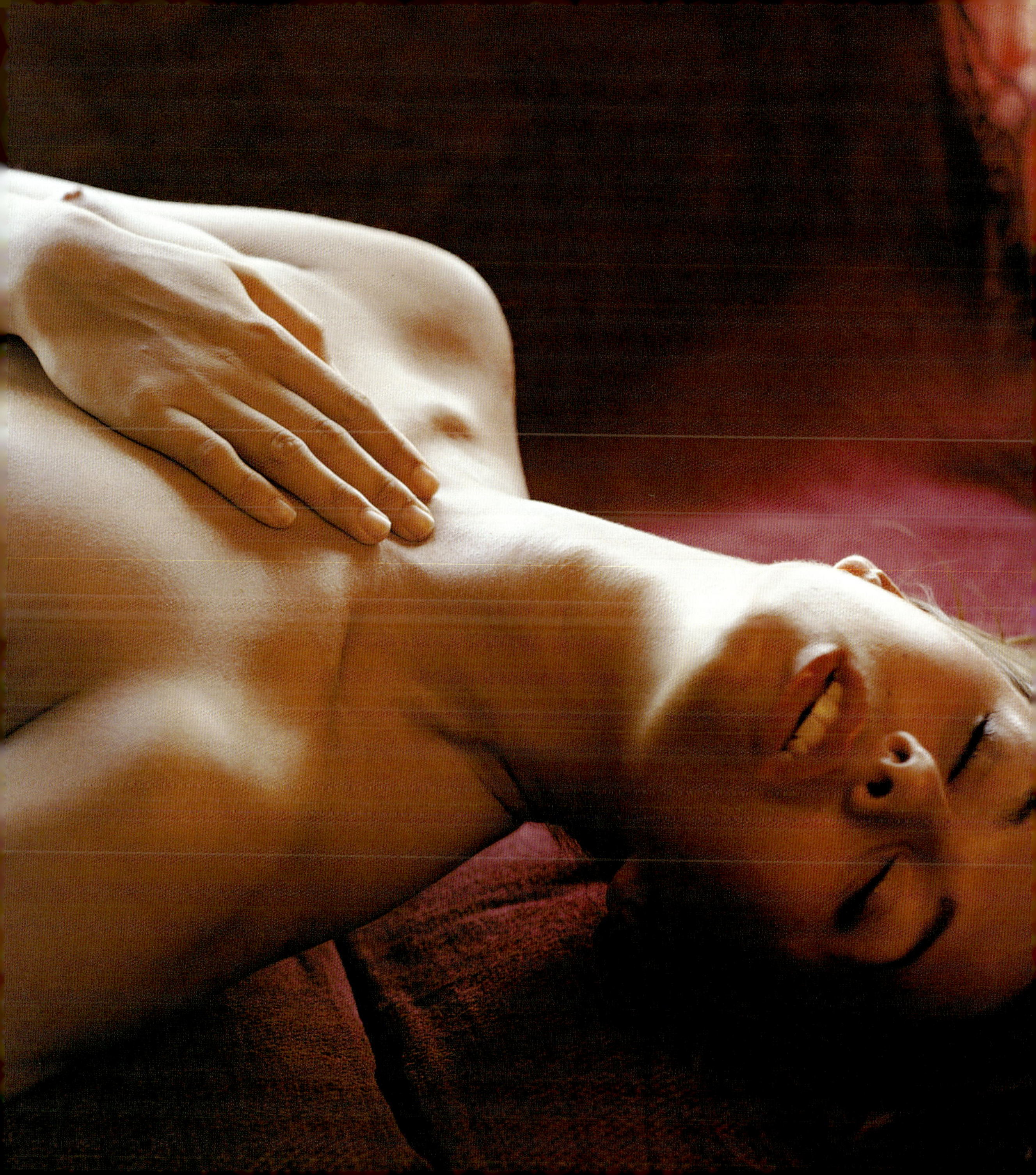

Solo-Sex

Wenn Sie selbst nicht wissen, wie Sie zum Orgasmus kommen, woher soll es dann Ihr Partner wissen? Nur wenn Sie Ihren Körper gründlich erforschen, finden Sie heraus, was Sie heiß macht – und die meisten Frauen lernen das durch Selbstbefriedigung. Warum? Weil sie weniger Hemmungen haben, wenn sie allein sind, weil sie mehr Zeit haben und weil sie entspannter sind.

Es tut Ihnen gut!

Das Großartige an der Selbstbefriedigung ist, dass sie die ungefährlichste Art von Sex ist, die man sich denken kann. Dennoch wird sie von manchen Kulturen und Religionen verteufelt, so dass viele darauf verzichten, weil sie gehemmt sind, Schuldgefühle haben oder Solo-Sex für eine Sünde halten. In der Viktorianischen Zeit galt Masturbation als pervers und als Ursache für Geisteskrankheiten. Heute hat sich das geändert, aber sie ist immer noch ein Thema, über das wir nicht offen reden, und das ist bedauerlich, weil Selbstbefriedigung Sie »da unten« in Gang hält: Je mehr Sex und Orgasmen Sie haben, desto mehr erwartet Ihr Körper. Und Orgasmen sind gut für Sie, körperlich, seelisch und geistig.

»Lästert nicht darüber – es ist Sex mit einem Menschen, den ich liebe«

Woody Allen

Worauf warten Sie noch?

Lieben Sie sich regelmäßig, und Sie sehen besser aus, fühlen sich lebendiger und können sich besser konzentrieren. Die zarte Röte danach macht Sie für das andere Geschlecht unwiderstehlich: »Was hast du gemacht? Du siehst richtig gesund aus!« Männer springen darauf an. Es ist fast, als signalisiere Ihr Körper auf der unbewussten Ebene, dass Sie spielen wollen!

Sobald Sie wissen, wie Sie in Fahrt kommen, können Sie es Ihrem Partner beibringen. Er genießt den Sex noch mehr, wenn er weiß, dass er Ihnen Lust bereitet; und es kommt Ihrer Partnerschaft im Bett und außerhalb zugute, wenn Sie einander richtig heiß machen. Masturbieren Sie voreinander, wenn Ihnen diese Idee gefällt. Das kann enorm erregend sein, und Sie finden beide heraus, wie und mit welchem Druck Sie einander anfassen sollen.

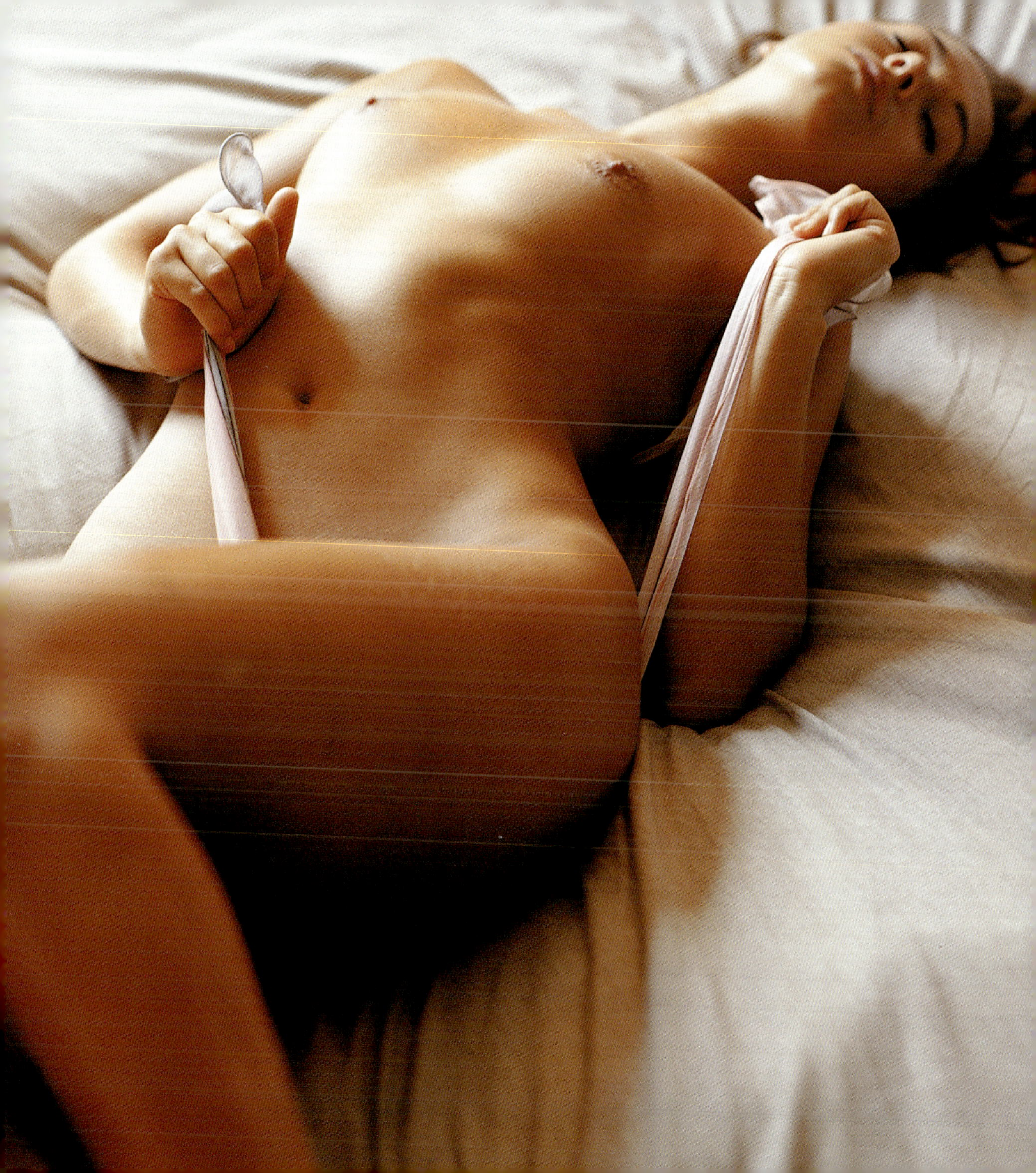

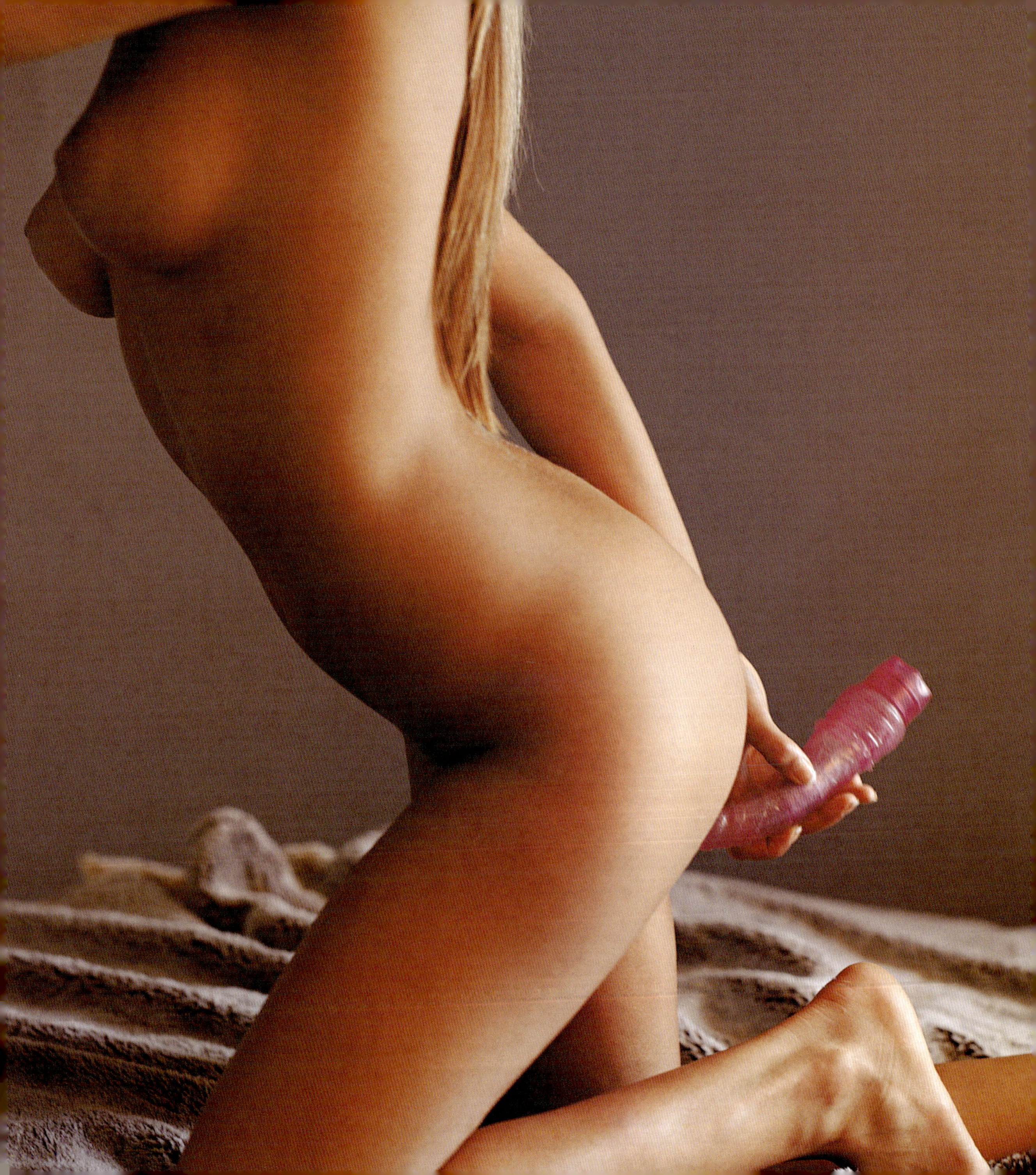

Wenn Sie es **allein** tun

Sie können unter unglaublich vielen Vibratoren und Massagegeräten wählen, vom stets beliebten Hasen bis zu G-Punkt-Vibratoren, Analspielsachen, Liebesperlen und modischen Glasdildos, die Ihre Geldbörse leeren. Experimentieren Sie, und entdecken Sie, was Ihnen Spaß macht.

Das Gewürz des Lebens

Vielfalt ist der Schlüssel zur Lust. Die meisten Frauen erreichen den Orgasmus mit einem Vibrator leicht, weil er stetig und intensiv stimuliert und im Gegensatz zur Hand nie müde wird. Aber verlassen Sie sich nicht zu sehr auf Ihren Plastikfreund. Benutzen Sie ab und zu die Hände, ein Kissen oder einen Seidenschal. So lernen Sie Ihren Körper kennen und finden heraus, was sich gut anfühlt und was Sie nicht mögen.

Öfter mal was Neues

Amüsieren Sie sich, stellen Sie eine Spielzeugkiste zusammen, probieren Sie Wasserspiele unter der Dusche aus, oder geben Sie dem G-Punkt-Vibrator eine Chance. Experimentieren Sie ein wenig – viele neue Sexspielzeuge wollen Sie glücklich machen (siehe Seite 52). Spielen Sie zu unterschiedlichen Tageszeiten und an verschiedenen Orten mit sich. Ein bisschen Spaß im Büro-WC mitten am Tag hat etwas Verruchtes an sich.

Entdecken Sie Ihren Körper

Machen Sie nicht den Fehler, den Orgasmus immer auf dem gleichen Weg zu erreichen. Wenn Sie mit einem Vibrator nur ein paar Minuten brauchen, wird die Selbstbefriedigung zur Routine. Schließen Sie gelegentlich die Türen, schalten Sie das Telefon ab, lassen Sie sinnliche Duftöle verdunsten, und geben Sie sich ganz Ihrer Lust hin. Genießen Sie ein langes Bad, stimmen Sie sich auf Ihren Körper ein, berühren Sie sich überall. Betrachten Sie Ihre Genitalien im Spiegel. Wie sehen sie aus? Wie verändern sie sich, wenn sie berührt werden? Verwenden Sie ein gutes Gleitmittel, damit das ganze Erlebnis sinnlicher wird. Bestaunen Sie Ihren nackten Körper im Spiegel, und erinnern Sie sich daran, dass Sie großartig aussehen!

Nahrung fürs Gehirn

Orgasmen sind nicht nur für den Körper da. Auch das Gehirn braucht Anregung. Lesen Sie erotische Bücher, hören Sie heiße Musik, schauen Sie gute Pornos an, lehnen Sie sich zurück, und lassen Sie Ihre Fantasie und Ihre Hände wandern. Sie kommen leichter zum Orgasmus, wenn auch der Kopf erregt ist.

Die Klitoris als Lustspender

Während Sigmund Freud behauptete, der klitorale Orgasmus sei dem vaginalen unterlegen, sind Sexologen heute davon überzeugt, dass die Klitoris das wichtigste Lustorgan der Frau ist. Sie erstreckt sich rund 22 cm in die Vagina hinein und ist somit viel größer, als man früher glaubte. Sie enthält 8000 Nervenenden – doppelt so viel wie der Penis – und ist nur für die Lust da.

Ein wenig Anatomie

Die Klitoris besteht aus mehreren Teilen: aus der Eichel (sie liegt unter der Vorhaut ganz oben zwischen den Schamlippen), dem Schaft und zwei Spitzen, die unter der Haut den Konturen der Schamlippen folgen. Zu sehen ist nur die Eichel, die manchmal schwer zu finden ist und deren Größe und Form sehr unterschiedlich sein kann. Wichtig ist, welche Empfindungen sie auslöst und dass Sie die Stellen kennen, deren Berührung am lustvollsten ist. Benutzen Sie ein wasserhaltiges Gleitmittel, und schieben Sie die Vorhaut sanft zurück, bis Sie die Eichel sehen. Probieren Sie verschiedene Streicheltechniken bei unterschiedlichem Druck aus, damit Sie herausfinden, was sich gut anfühlt. Die Eichel ist so empfindlich, dass es vielleicht besser ist, wenn Sie die Umgebung massieren.

Schließen Sie die Augen, verwenden Sie reichlich Gleitmittel, und lassen Sie Ihrer Fantasie freien Lauf …

Klitorismassage

Einen klitoralen Orgasmus erreichen Sie am einfachsten und schnellsten mit einem Vibrator, aber wenn Sie sich immer auf ein Spielzeug verlassen, erfahren Sie nicht, was Sie in Erregung versetzt. Probieren Sie es einmal mit der Hand!

Tragen Sie ein wenig Gleitmittel auf, und fangen Sie behutsam an. Streichen Sie mit Daumen und Zeigefinger über den Schaft der Klitoris. Ziehen Sie die Vorhaut über der Eichel nach vorne und hinten, so dass Sie die Form der Eichel ertasten können. Wie groß ist sie? Bewegen Sie die Finger kreisförmig sowie auf und ab, bis Sie wissen, was Ihnen am besten gefällt. Stimulieren Sie die Eichel direkt, wenn sie nicht zu empfindlich ist, ansonsten ihre Umgebung.

Sobald Sie erregt werden, steigern Sie den Druck und das Tempo. Wenn Sie einen Orgasmus haben, streicheln Sie nur noch leicht und lassen die Klitoris eine Minute in Ruhe, da sie für direkte Berührungen jetzt zu empfindlich ist. Fangen Sie von vorne an, wenn Sie einen weiteren Orgasmus haben möchten. Nehmen Sie sich Zeit – vielleicht brauchen Sie eine halbe Stunde bis zum Höhepunkt, aber es lohnt sich.

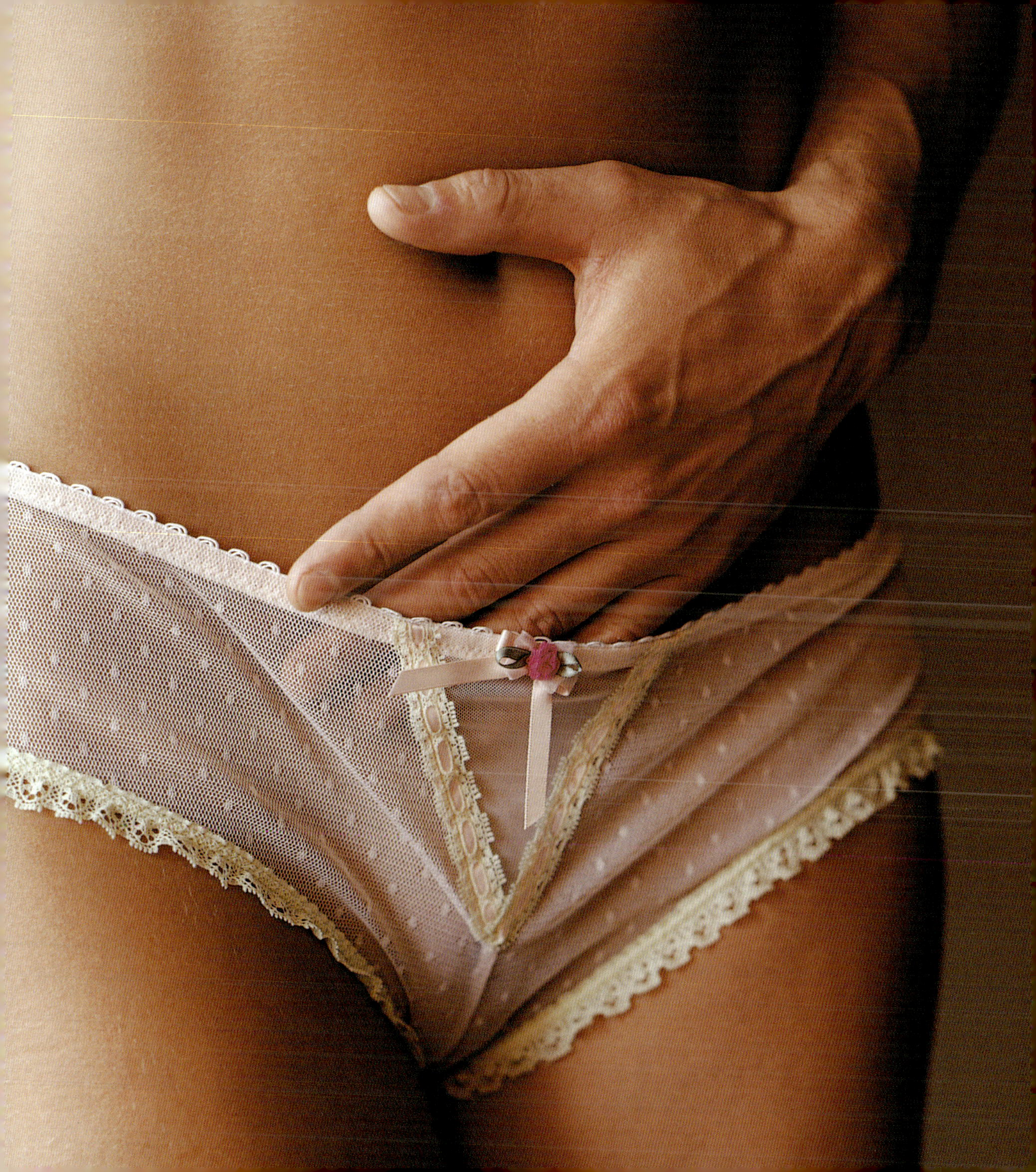

Das Rätsel des G-Punktes

Über die Existenz des G-Punktes wird viel diskutiert. Manche Frauen sind sicher, dass sie einen haben und dass G-Punkt-Orgasmen viel intensiver sind als klitorale. Anderen ist der G-Punkt rätselhaft, und sie haben jeden Versuch, das Rätsel zu lösen, längst aufgegeben.

Der Gräfenberg-Punkt

Der G-Punkt wurde nach Dr. Ernst Gräfenberg benannt, der ihn 1950 entdeckte. Er identifizierte eine Schwellung am unteren Ende der Vagina, die beim Orgasmus offenbar eine »weibliche Ejakulation« (siehe Seite 81) auslöste. Seine Theorie blieb unbewiesen und stieß auf ein geringes Interesse, bis die Sexualforscher Dr. Beverly Whipple und Dr. John Perry 1981 ihr Buch *The G-Spot: And Other Recent Discoveries About Human Sexuality* veröffentlichten. Dieses Werk war eine Sensation und machte die Theorie populär, dass auch Frauen ejakulieren können.

Die G-Punkt-Debatte geht weiter. Neuerdings nimmt man an, dass der G-Punkt Teil der Klitoris ist, die nach Ansicht der Forscher viel größer ist, als man früher annahm (siehe Seite 30).

Wo also ist er?

Unabhängig von den Theorien sollten Sie sich etwas Zeit nehmen, um Ihren G-Punkt zu suchen, falls Sie ihn noch nicht gefunden haben. Er liegt ein kleines Stück hinter dem Scheideneingang an der vorderen Wand unter dem Venushügel. In Rückenlage ist er schwer zu entdecken; am besten gehen Sie in die Hocke. Führen Sie zwei befeuchtete, leicht gebeugte Finger so in die Vagina ein, dass sie der natürlichen Krümmung folgen. Es kann hilfreich sein, zuerst ein wenig mit sich zu spielen, um erregt zu werden und nicht die Blase zu reizen. Vielleicht ertasten Sie einen Hügel oder Grat, der etwa einer Walnuss ähnelt. Herzlichen Glückwunsch – Sie haben Ihren G-Punkt gefunden!

Was nun?

Massieren Sie den Punkt mit festem Druck so lange, bis Sie angenehme Empfindungen haben. Das kann Harndrang auslösen, weil Sie auf die Harnröhre drücken; aber er verschwindet. Manche Frauen ejakulieren und finden den G-Punkt-Orgasmus fantastisch – sie spüren ihn nicht nur in den Genitalien, sondern im ganzen Körper. (Mehr über den G-Punkt-Orgasmus lesen Sie auf Seite 81.)

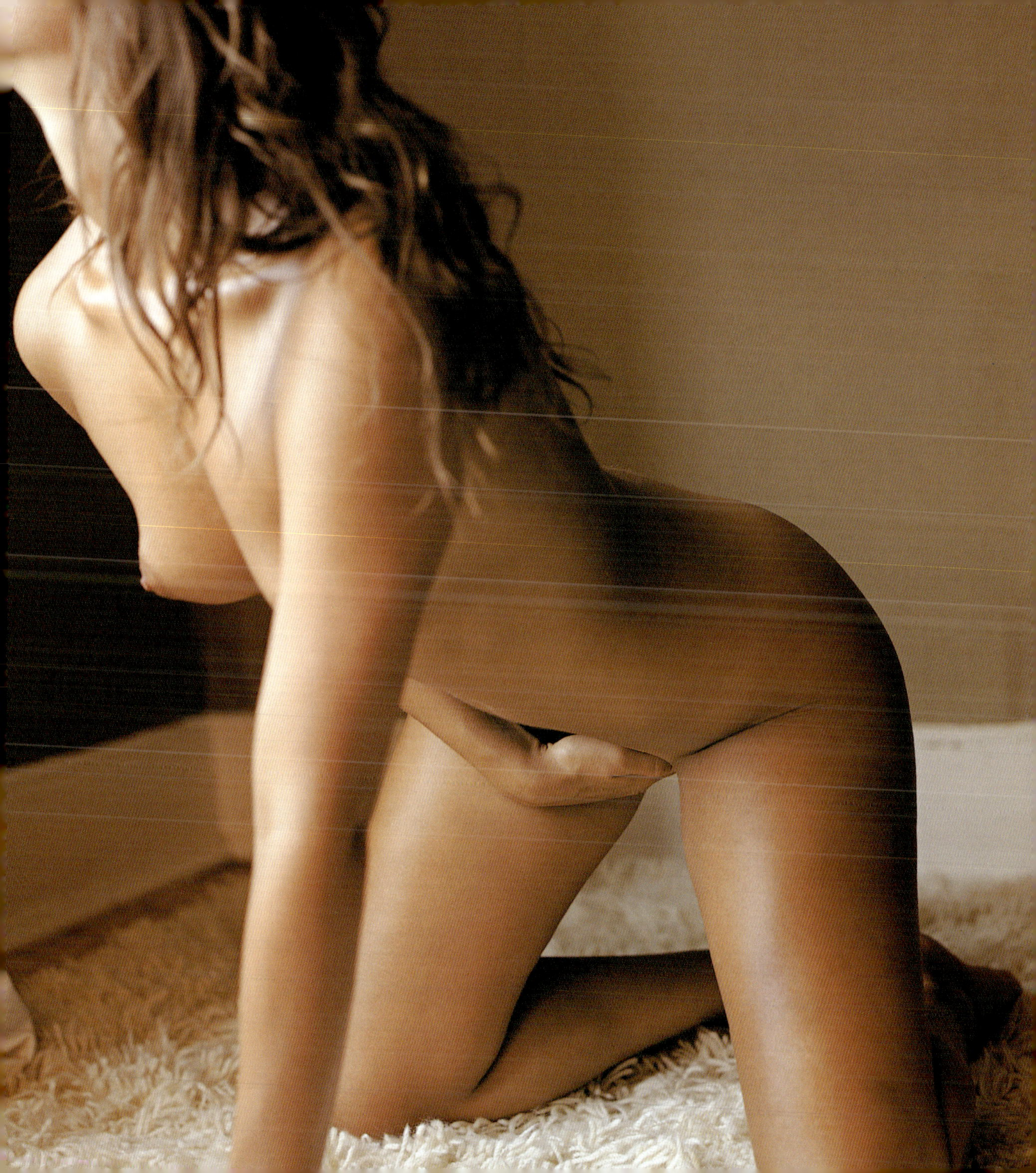

Alles über das Vorspiel

Die meisten Frauen brauchen ein intensives Vorspiel, und sie klagen oft, dass sie es nicht bekommen. Bei uns ist der Weg zum Orgasmus länger als bei Männern. Beim Mann folgt der Orgasmus meist der Ejakulation; wir benötigen etwas mehr Anregung.

Nehmen Sie sich Zeit

Nach einem guten Vorspiel gleicht der Sex manchmal eher einem Vier-Gänge-Menü als einem herzhaften Hauptgericht. Das Vorspiel zeigt, dass Ihre Lust und Ihre Erfüllung dem Partner ebenso wichtig sind wie seine Befriedigung. Gewiss, manchmal ist ein Quickie genau das, was wir brauchen; aber warum machen Sie nicht mehr aus dem Sex, wenn Sie Zeit haben?

So werden Sie heiß

Zum Vorspiel gehören zwei. Überlegen Sie, was Sie beide heiß macht. Schicken Sie einander tagsüber sexy Briefe oder E-Mails, in denen steht, was Sie vorhaben. Sorgen Sie für die richtige Atmosphäre mit Duftkerzen, Musik, Duftölen, Licht, Kissen – was immer Sie heiß macht. Lesen Sie erotische Texte, oder hören Sie zu, wenn der Partner vorliest; oder schauen Sie gemeinsam einen guten Pornofilm an. Kochen Sie am Abend eine sinnliche Mahlzeit und füttern Sie einander. Ein wenig Champagner hilft immer!

Kleider zum Ausziehen

Tragen Sie sexy Kleider, in denen Sie begehrenswert aussehen, und machen Sie Ihrem Partner Komplimente über seine Kleidung. Ziehen Sie an, was ihn heiß macht, und ziehen Sie es dann aus. Beglücken Sie ihn mit einem Striptease oder einem kleinen erotischen Tanz (siehe Seite 64–67). Es ist sehr wichtig, wie Sie sich ausziehen und berühren. Sagen Sie Ihrem Partner, dass Sie sich etwas Zeit nehmen und auf den Sex vorbereiten wollen. Duschen oder baden Sie gemeinsam – nur schauen, aber nicht berühren!

Küssen bis zum Wahnsinn

Sobald Sie nackt sind, beginnen Sie mit einer erotischen Massage (siehe Seite 69), um richtig in Stimmung zu kommen. Sagen Sie ihm, wenn er etwas tut, was Sie rasend macht. Studien belegen, dass die Lippen die wichtigste erogene Zone der Frau sind. Die Lippen sind mit der Klitoris verbunden, und Sie spüren ein Prickeln im ganzen Körper. Tauschen Sie mindestens 20 Minuten lang Küsse aus, auf die Lippen, den Hals, die Arme, die Schenkel, den Bauch – nur nicht auf die Genitalien.

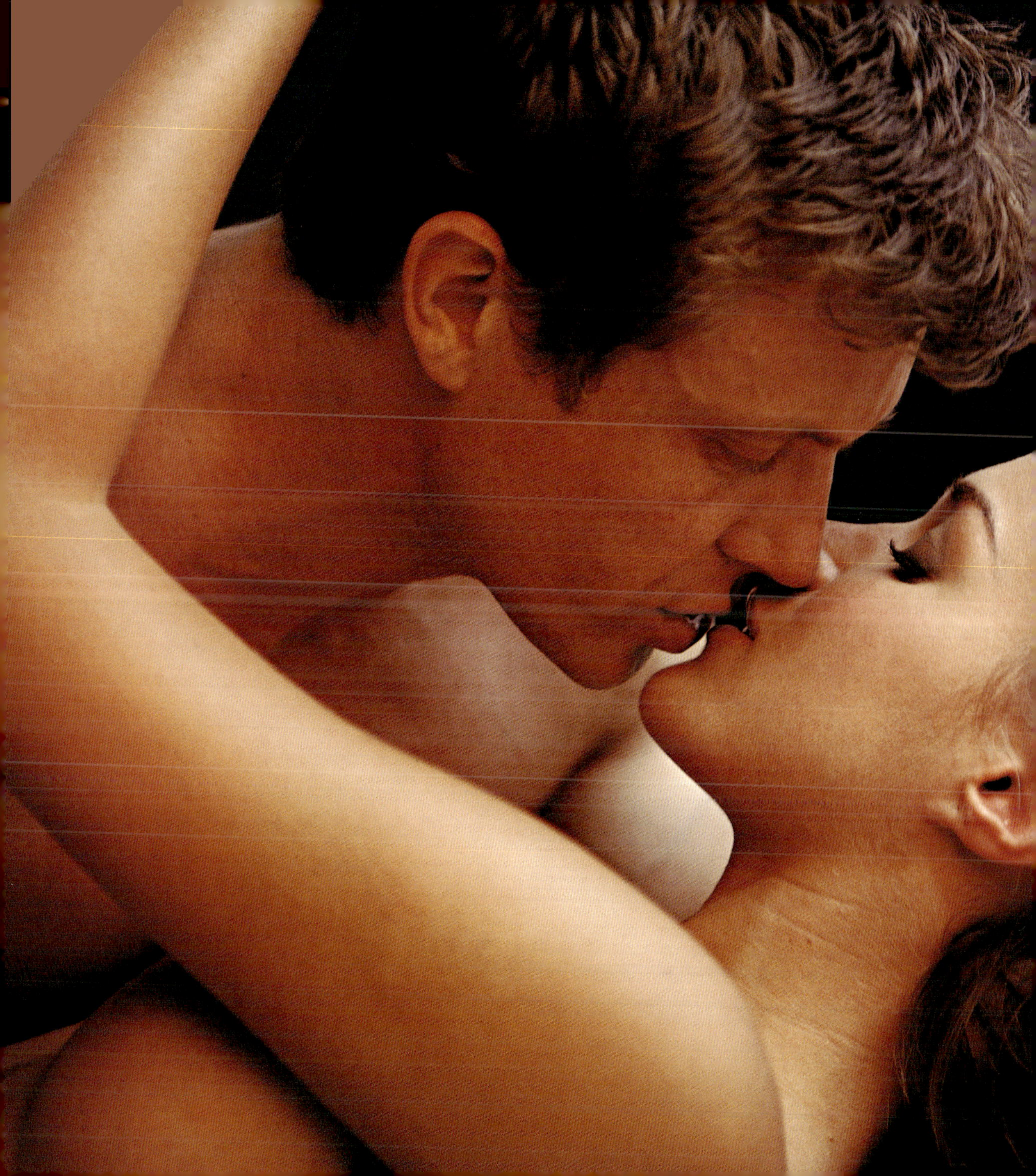

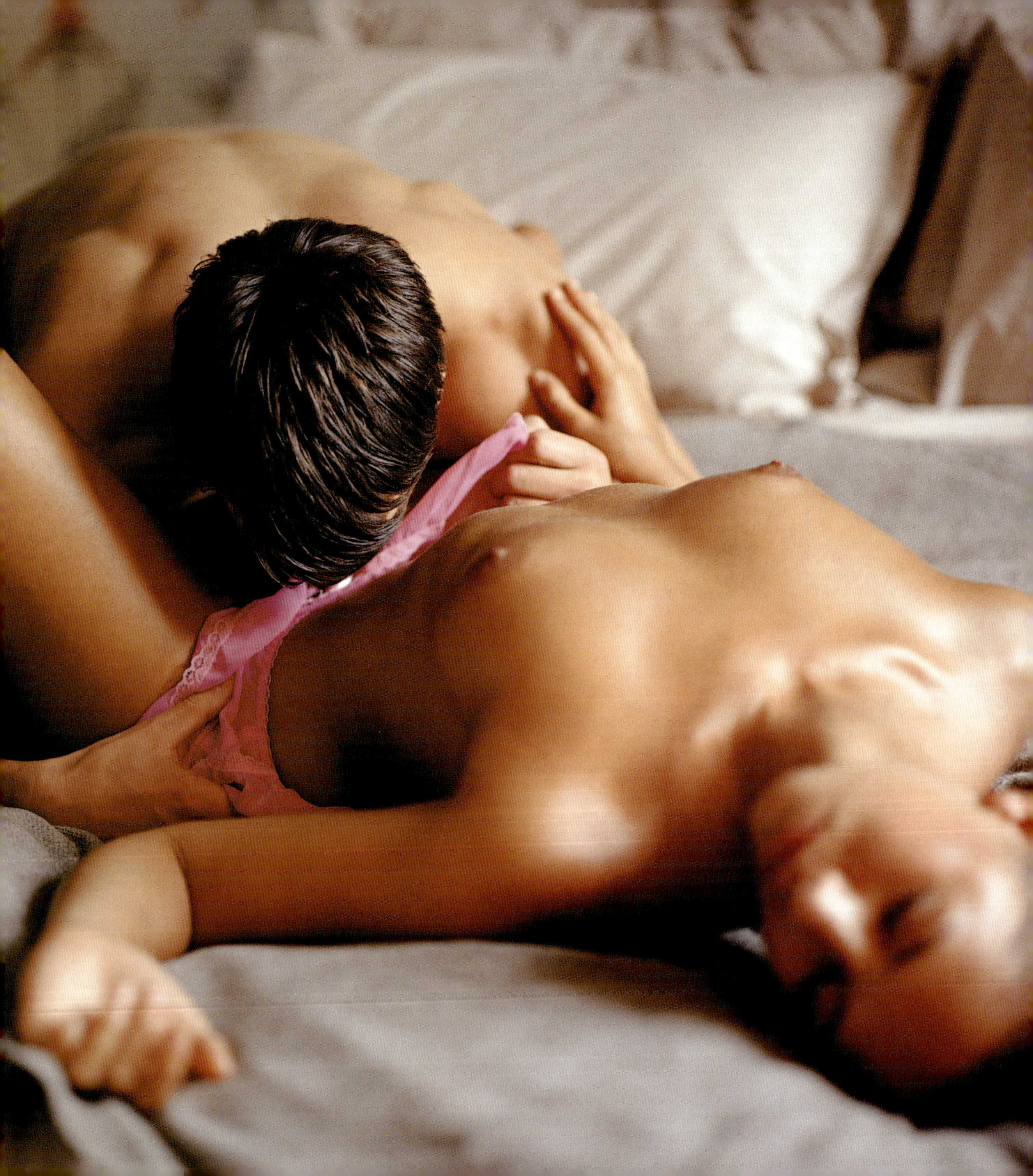

Orale Tipps für Ihren Partner

- **Zuerst necken.** Er sollte Ihren Bauch, Ihre Schenkel und Ihren Po küssen, ehe er die Genitalien berührt. Sie sollten entspannt sein und viel Zeit haben – dies ist keine Akkordarbeit.
- **Langsam anfangen.** Er sollte Ihre Vagina von oben nach unten und umgekehrt lecken, die Schamlippen umkreisen, hin und her sowie auf und ab züngeln, bis er merkt, was Sie mögen. Bitten Sie ihn, den Druck und die Bewegungen zu variieren, um Sie zappeln zu lassen.
- **Die Klitoris ist wichtig.** Er sollte ganz sanft daran saugen und ziehen. Sagen Sie ihm, was Ihnen gefällt.
- **Fingerspiele.** Während er Ihre Klitoris leckt, sollte er zwei Finger in Ihre Vagina einführen. Er kann auch mit der Zunge eindringen.
- **Pfefferminz oder Eiswürfel.** Es kann herrlich sein, etwas Kaltes zu lutschen, während er Sie leckt. Ein wenig Schlagsahne kann ebenfalls Lust bereiten.
- **Leises Summen.** Wenn er beim Lecken leise summt, spüren Sie die Schwingungen in der Klitoris!

Cunnilingus

Die meisten Frauen lieben oralen Sex, sowohl als Vorspiel wie auch als Abkürzung zum Orgasmus. Die Zunge ist der stärkste Muskel im Körper; sie ist nass und sehr vielseitig, im Gegensatz zum Penis. Deshalb kann ein kleines Zungenspiel einfach wundervoll sein.

Haben Sie Hemmungen?

Machen wir uns nichts vor: Oralsex ist etwas sehr Intimes, und Sie sind nicht allein, wenn es Ihnen etwas schwer fällt, darum zu bitten. Machen Sie sich Sorgen darüber, wie Sie da unten riechen und schmecken? Das ist zwar unnötig – er wird es mögen –, aber Sie können natürlich vorher gemeinsam duschen. Wenn Sie tagsüber reichlich Ananassaft trinken, riechen auch die Genitalien besser. Wenn er oder Sie wegen der Hygiene oder Sicherheit besorgt sind, können Sie ein Lecktuch (Kofferdam) aus Latex benutzen (siehe Seite 86). Sobald Ihre Hemmungen sich gelegt haben, werden Sie feststellen, dass Oralsex die Intimität enorm steigert, weil Sie sich vor dem Partner bloßstellen. Außerdem bietet er eine großartige Möglichkeit, den Körper des anderen wirklich kennen zu lernen – samt seinen Säften!

Fellatio

Es dürfte Sie nicht überraschen, dass die meisten Männer sich gerne oral verwöhnen lassen. Ihr Mund gleicht einer heißen, feuchten, überaus geschmeidigen Vagina! Nehmen Sie sich Zeit für dieses herrliche Vorspiel, und freuen Sie sich darüber, dass Sie ihm höchste Wonne bereiten.

Probieren Sie etwas Neues

Wenn Sie nicht wissen, welche Technik Sie anwenden sollen, fragen Sie ihn, was er mag. Benutzen Sie nicht nur den Mund, sondern auch die Finger. Stimulieren Sie seine Schenkel, dann den Penis, die Hoden, den Damm und die Prostata, eine kleine Drüse im Rektalbereich (siehe Seite 102). Um die Prostata zu finden, reiben Sie sanft seinen After oder schieben einen Finger hinein (gut befeuchtet und mit kurzem Nagel). Wenn Sie gleichzeitig mit dem Penis spielen, fühlt Ihr Partner sich im siebten Himmel!

Das Wichtigste ist, dass auch Sie die Fellatio genießen – er merkt es, wenn Sie sich langweilen oder halb schlafen. Verwenden Sie ein Kondom mit Aroma wenn Sie das Gesundheitsrisiko scheuen.

Auf dieser Seite finden Sie ein paar Tipps für sinnlicheren Oralsex, sei es als Vorspiel, sei es als Stimulation bis zum Orgasmus. Wenn Sie Ihren Partner mit der heißesten Fellatio seines Lebens verwöhnen möchten, lesen Sie die Anleitung im Abschnitt über den männlichen Orgasmus auf Seite 101.

Orale Tipps für Sie

- **Zuerst necken.** Küssen Sie die Innenseite seiner Oberschenkel, den Po, den Bauch, die Hoden und nähern Sie sich dabei immer mehr dem Penis. Die Eichel ist am empfindlichsten, und wenn Sie das Bändchen an ihrer Unterseite lecken, dreht er durch.
- **Tiefgang.** Ihr Partner schätzt es, wenn Sie seinen Penis so weit wie möglich in den Mund schieben. Bitten Sie ihn aber, nicht zu stoßen, um keinen Brechreiz auszulösen. Am besten schieben Sie den Penis unter die Wange und nicht in die Kehle, oder Sie achten darauf, dass Ihr Mund und sein Penis eine Linie bilden.
- **Gleitmittel.** Reiben Sie den Penis mit Gleitmittel oder Schlagsahne ein, um den erotischen Reiz zu verstärken.
- **Sexspielzeug.** Ein Vibrator am Penis oder ein vibrierender Penisring haben eine fantastische Wirkung.

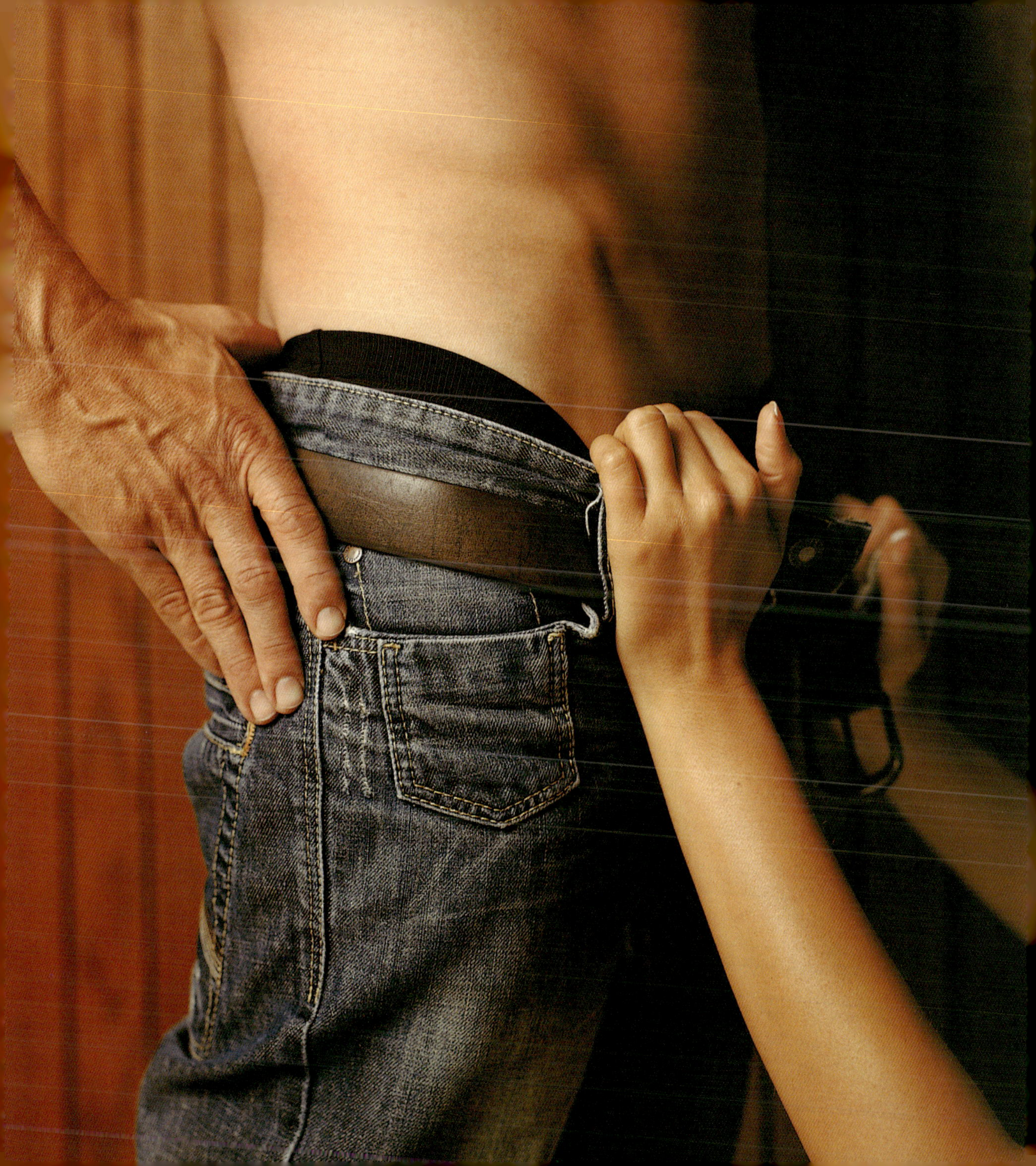

Tantrische Genitalmassage

Die tantrische Genitalmassage ist eine großartige Methode, sich und dem Partner Lust zu spenden, und sie ist ein wundervolles Vorspiel. Zudem macht sie den Orgasmus intensiver und hilft, sexuelle Hemmungen und Probleme abzubauen. Die weibliche Version ist die Yoni-Massage, die männliche heißt Lingam-Massage (*Yoni* und *Lingam* bedeuten im Sanskrit Vagina und Penis). Eine Tantra-Massage ist fantastisch, wenn Sie die körperliche Nähe und Intimität aufrechterhalten möchten – besonders wenn Sie keinen vollständigen Sex haben wollen.

Yoni-Massage

Sorgen Sie mit Stoffen, Kerzen, Musik und Duftölen für eine sinnliche Atmosphäre. Da Sie beide nackt sind, muss das Zimmer warm sein. Legen Sie sich auf den Rücken, und platzieren Sie ein Kissen unter dem Kopf. Ein weiteres Kissen schieben Sie unter die Hüften und spreizen dann die Beine leicht, so dass die Vagina frei ist. Atmen Sie einige Male tief ein und aus, und stimmen Sie sich aufeinander ein.

Nun massiert der Partner sanft Ihre Beine, den Bauch, die Oberschenkel und die Brüste, um Sie zu entspannen. Dann kann er eine Hand über die Vagina halten, ein wasserhaltiges Gleitmittel hineingießen und es auf die Vagina tropfen lassen, um anschließend behutsam und ohne Eile die Schamlippen und den Venushügel zu massieren. Er kann die großen Lippen mit Daumen und Zeigefinger drücken, mit den Fingern darüber streichen und diese Massage an den kleinen Lippen wiederholen. Je nachdem, wie Sie reagieren, sollte er Tempo und Druck variieren, um Ihnen maximale Lust zu bereiten.

Die Klitoris sollte er von vorne nach hinten und umgekehrt streicheln und dabei kleine Kreise beschreiben. Er kann die Klitoris auch vorsichtig drücken und an ihr ziehen. In diesem Stadium ist nicht der Orgasmus das Ziel, sondern die Entspannung der Vagina.

Jetzt kann er den Mittelfinger in die Vagina einführen, um sie innen zu massieren. Wenn Sie wollen, kann er dabei den G-Punkt (den heiligen Punkt im Tantra) stimulieren. Wieder sollte er Tempo und Druck variieren und mit dem rechten Daumen gleichzeitig die Vagina massieren. Wenn es Ihnen gefällt, kann er auch Ihren After stimulieren. Mit der anderen Hand sollte er Ihre Brüste oder Ihren Bauch massieren. Atmen Sie weiter tief, wenn der Orgasmus naht. Vielleicht haben Sie mehr als einen – im Tantra heißt das »Wellenreiten«. Zum Schluss sollte Ihr Partner die Hände langsam entfernen und Sie umarmen.

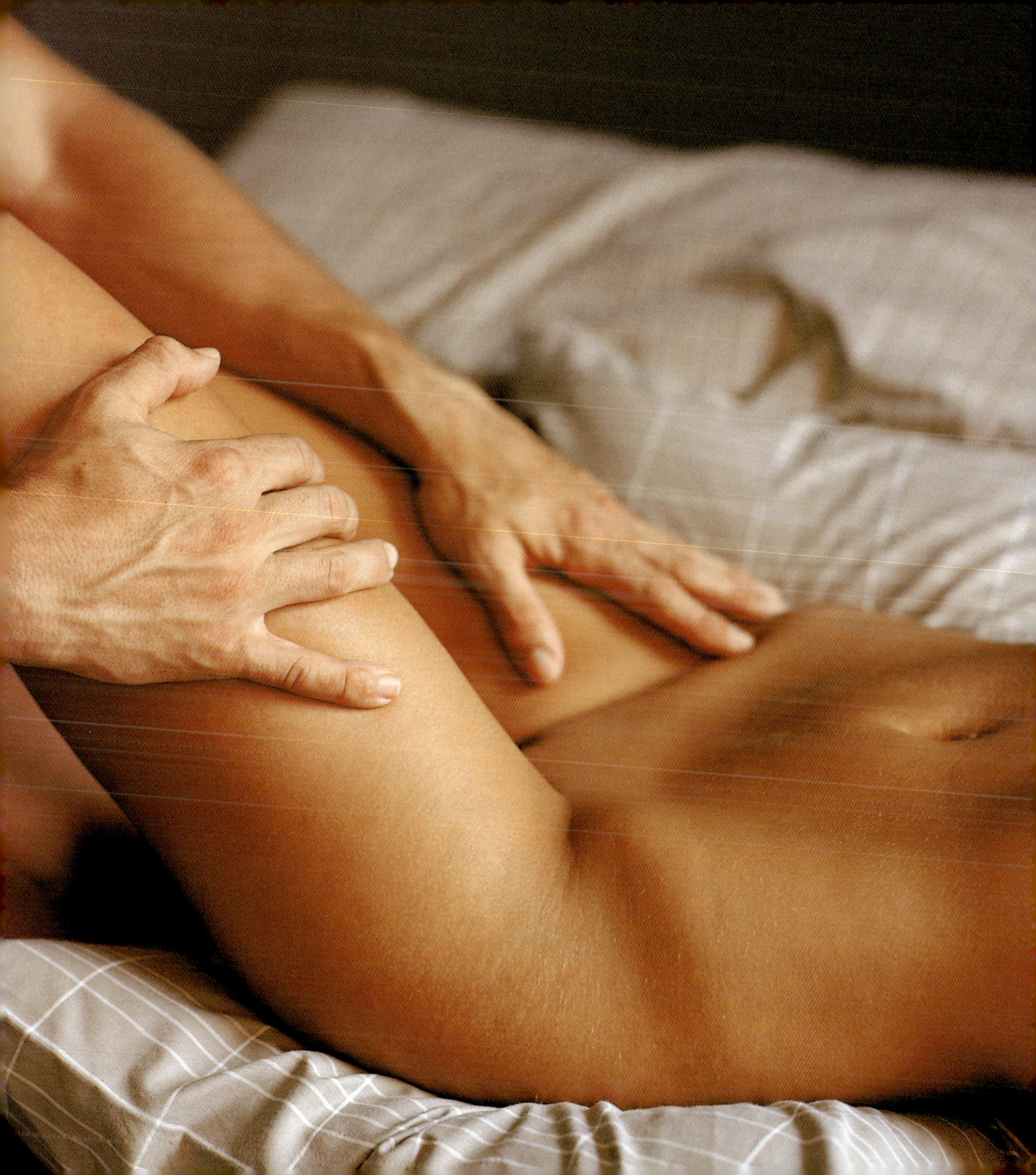

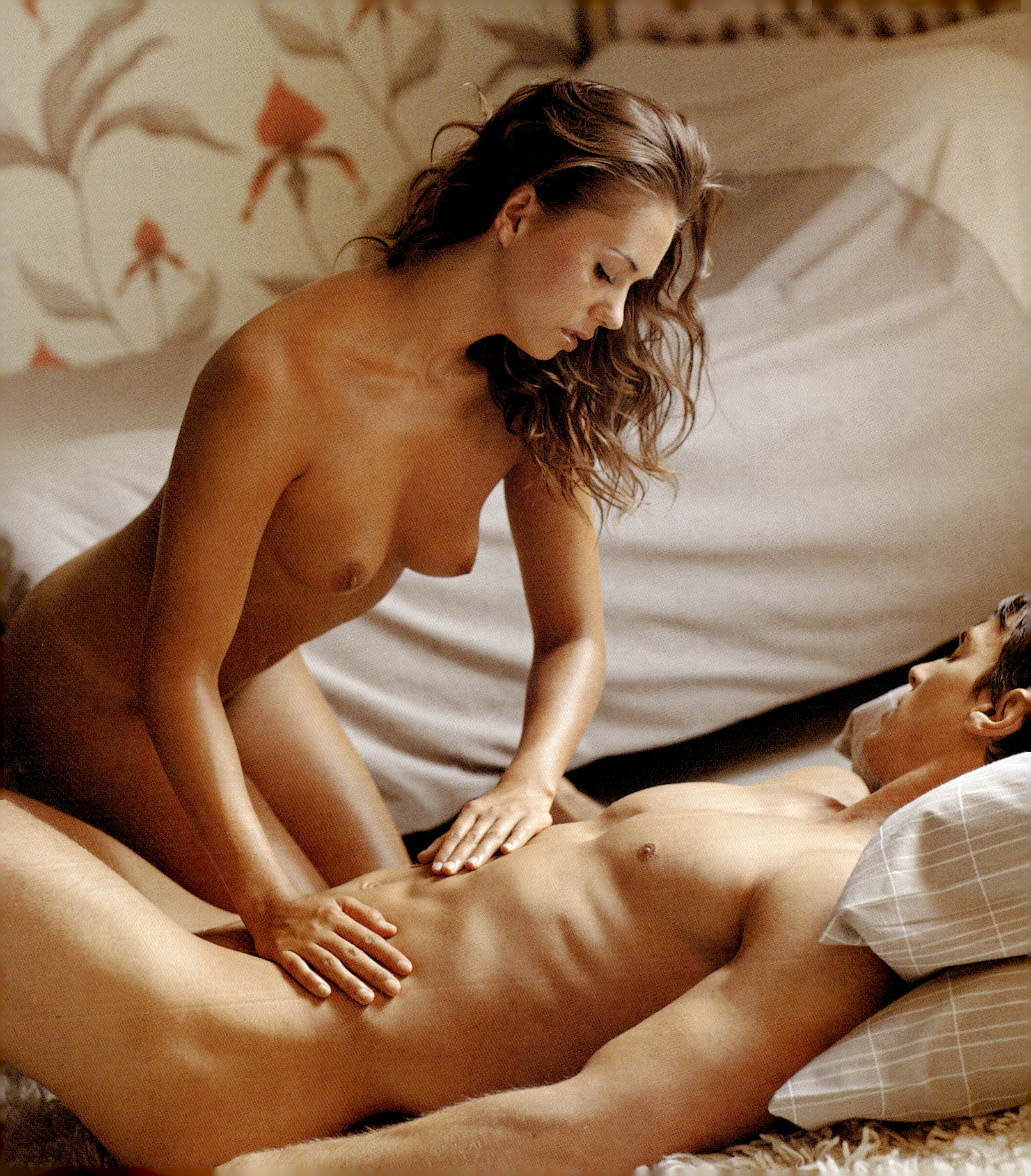

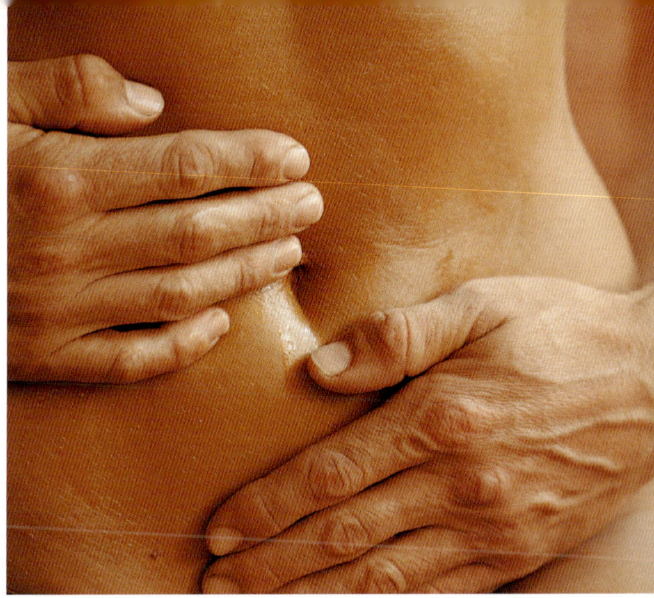

Lingam-Massage

Lingam bedeutet »Lichtstab«. Im Tantra gilt der Penis als Kanal für schöpferische Energie und Lust. Wenn Sie den Penis, die Hoden, den Damm (zwischen Hoden und After) und die Prostata (seinen heiligen Punkt) massieren, kann er sich entspannen und in Lustgefühlen schwelgen. Wenn Ihr Partner normalerweise mit dem Sex beginnt, kann er sich jetzt einfach verwöhnen lassen.

Ihr Partner legt sich auf den Rücken und schiebt ein Kissen unter den Kopf, so dass er Sie sehen kann, und ein weiteres unter die Hüften. Er spreizt die Beine und beugt die Knie ein wenig, damit Sie ihn leicht erreichen können. Atmen Sie beide tief, um sich zu entspannen und zu konzentrieren.

Beginnen Sie mit einer sanften Massage der Beine, des Bauches, der Oberschenkel, der Brust und der Brustwarzen. Gießen Sie ein wasserhaltiges Gleitmittel in eine Hand, so dass es auf seinen Penis und seine Hoden tropft. Massieren Sie die Hoden, den Damm und den Analbereich langsam, und variieren Sie den Druck. Drücken Sie die Peniswurzel mit der rechten Hand, und ziehen Sie die Hand nach oben bis über die Eichel. Wenn beide Hände sich abwechseln, entsteht eine kontinuierliche Bewegung. Wechseln Sie die Richtung, indem Sie an der Eichel beginnen und nach unten gleiten.

Die Prostata – der heilige Punkt des Mannes – entspricht dem G-Punkt der Frau

Massieren Sie nun die Eichel, die viele Nervenenden enthält und sehr empfindlich ist. Es kann sein, dass der Penis dabei abwechselnd schlaff und steif wird – ein lustvolles Gefühl. Wenn Sie merken, dass er kurz vor dem Orgasmus steht (die Hoden werden nach oben gezogen), machen Sie eine kurze Pause. Wenn Sie das mehrere Male tun, helfen Sie ihm, seine Ejakulation besser zu steuern. Er sollte tief atmen, um den Orgasmusdrang zu lindern. Sobald er das schafft, kann er so lange Sex haben, wie er will. Massieren Sie auch die Prostata; drücken Sie sie sanft nach einwärts, damit er sie tief innen spürt. Massieren Sie den Penis mit der rechten und die Prostata mit der linken Hand, und drücken Sie auf diesen Punkt, wenn er ejakuliert.

Sexspiele

Nehmen Sie den Sex nicht zu ernst. Sexspiele wecken die Sinne und bringen Sie in Stimmung. Sie können dabei unterwürfig oder dominant sein und neue Fantasien und Heißmacher entdecken. Dies ist eine sehr gesunde Methode, um Ihre Sexualität zu erforschen.

Wo anfangen?

Es gibt viele Möglichkeiten, sich während des Tages zu verwöhnen und die sexuelle Spannung zu steigern. Tragen Sie Kleider aus Kaschmirwolle, Seide oder Samt, in denen Sie sich wohl fühlen und die Sie gerne anfassen. Trinken Sie ein Glas Rotwein, um die Durchblutung zu steigern und die Muskeln zu entspannen. Duschen Sie heiß, und achten Sie darauf, wie das Wasser sich auf der Haut anfühlt. Die Wärme fördert den Blutkreislauf und macht Sie empfindlicher für Düfte und Berührungen. Machen Sie Ihre Wohnung mit Stoffen, Kissen, Kerzen, Blumen, Musik und Düften sinnlicher.

Auf den folgenden Seiten finden Sie eine Menge Tipps, die Ihr Sexleben würzen – von Sexspielzeug, aufregender Kleidung und schmutzigen Worten bis zur Darstellung sexueller Fantasien, erotischen Massagen und einer speziellen Show auf dem Boden, die den Partner verrückt macht.

Was haben Sie davon?

- **Sexuelle Fantasien.** Schwelgen Sie in Ihren wildesten Träumen, experimentieren Sie mit Rollenspielen. Lesen Sie erotische Texte, schauen Sie Pornofilme an, filmen Sie sich beim Sex.
- **Aphrodisiaka.** Finden Sie heraus, welche Düfte und Speisen Sie zu großartigem Sex verführen können.
- **Sexspielzeug.** Genießen Sie neue Empfindungen, und verwöhnen Sie einander auf erregende Weise.
- **Gleitmittel.** Damit macht Solo-Sex mehr Spaß, und Partnersex wird angenehmer.
- **Wäsche**. Ermöglicht Ihnen Rollenspiele im Schlafzimmer.
- **Rollenspiele.** Leder, Gummi, Peitschen und Handschellen können Spaß machen.
- **Schmutzig reden.** Benutzen Sie unanständige Worte, um Ihren Partner zu überraschen und zu erregen.
- **Striptease.** Stärkt das sexuelle Selbstvertrauen und die Freude am eigenen Körper.
- **Erotischer Tanz.** Es macht Spaß, den Partner damit zu necken.
- **Erotische Massage.** Ein hochwirksamer Heißmacher für Sie beide.
- **Stimmungsaufheller.** Sie können Ihr Sexleben würzen.

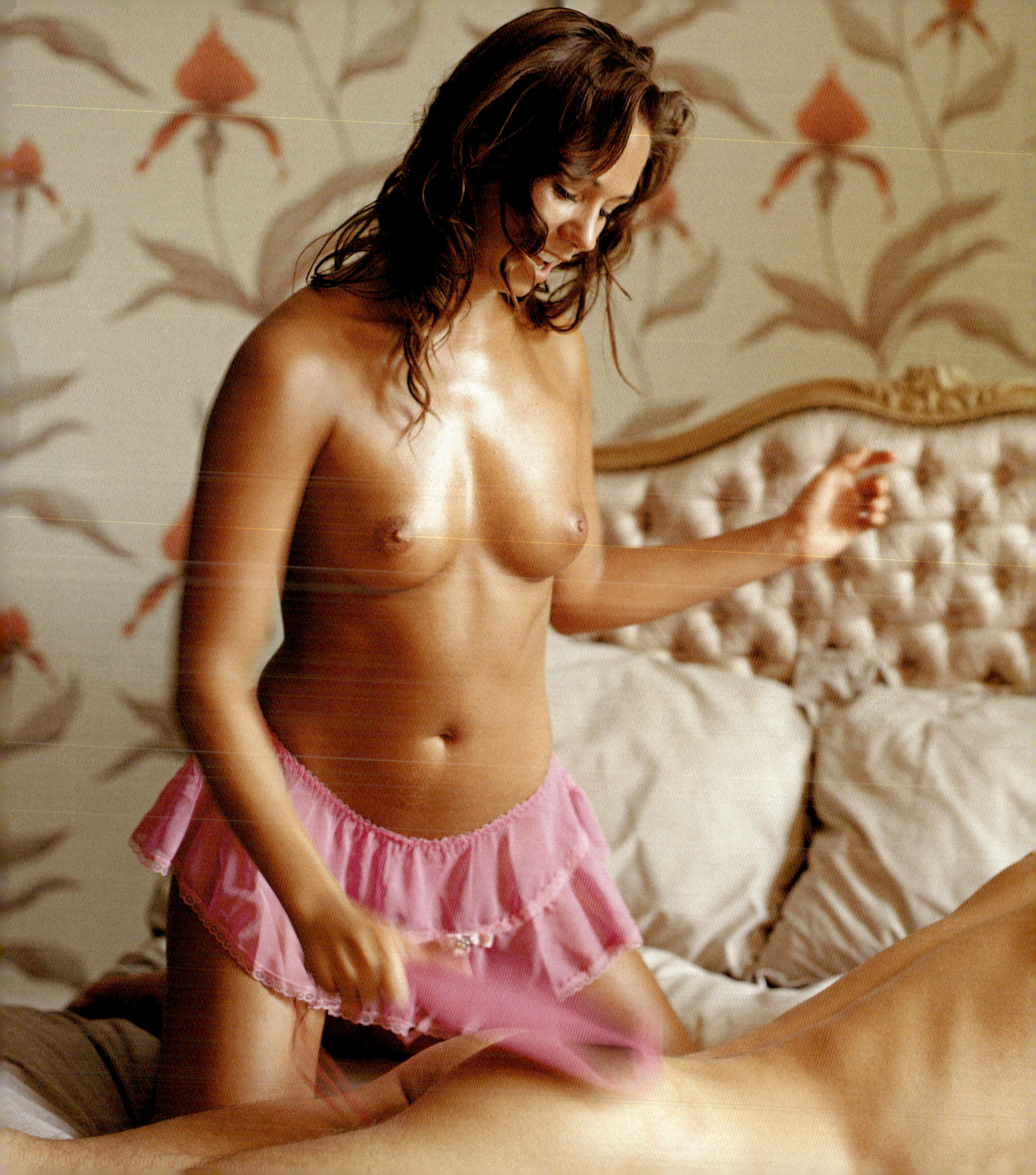

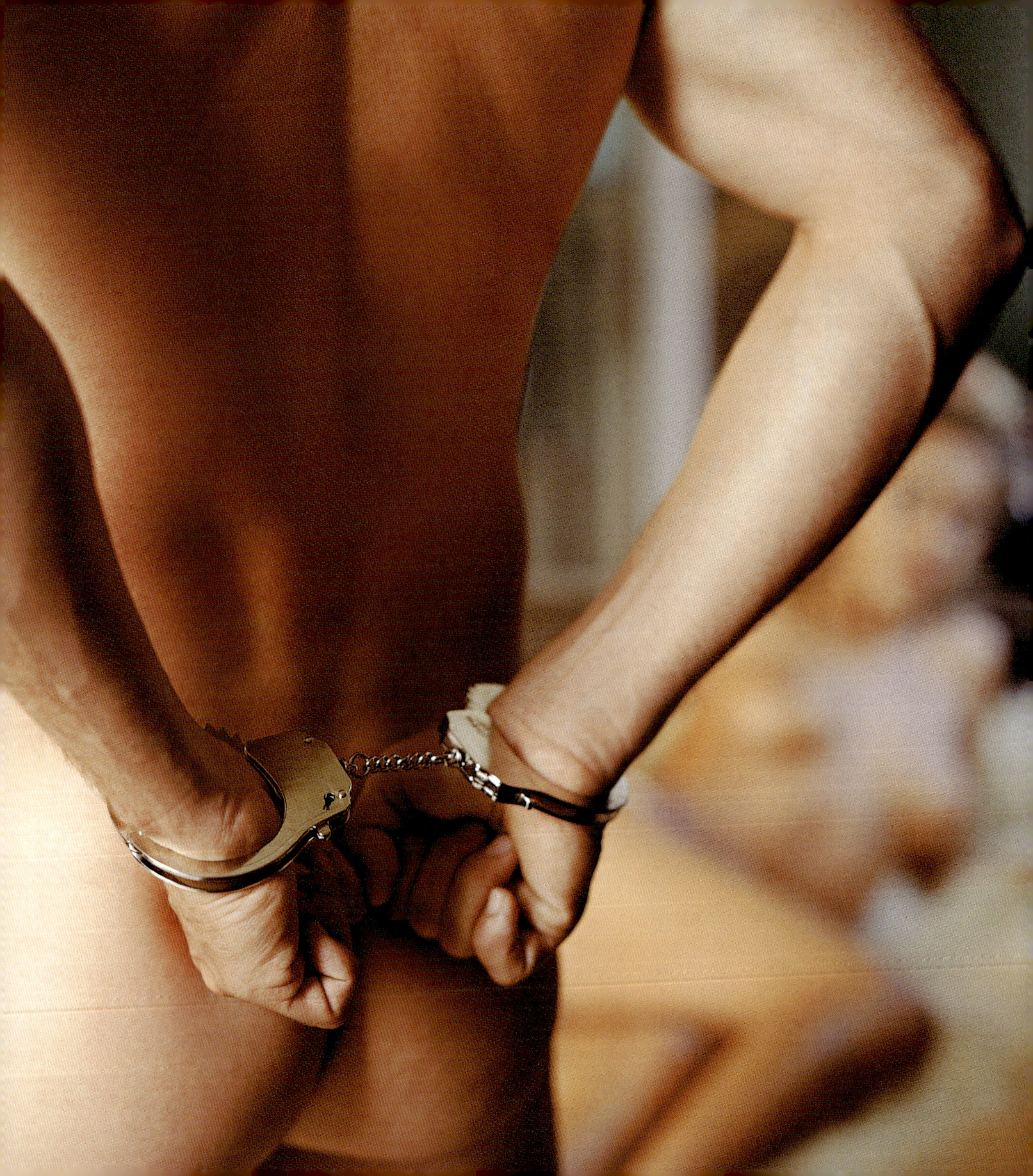

Sexuelle Fantasien

Fantasien sind Aphrodisiaka, oft deshalb, weil sie ungewohnte Situationen enthalten. Sie können damit Ihre Persönlichkeit erforschen – stellen Sie sich vor, dominant zu sein, wenn Sie sonst eher unterwürfig sind – und etwas über sich selbst lernen.

Die Gedanken sind frei

Ihre Fantasien können so weit vom Alltag entfernt sein, dass es Ihnen sogar peinlich ist, sie dem Partner zu enthüllen. Wenn Sie träumen, vergewaltigt zu werden, heißt das jedoch nicht, dass Sie das wirklich wollen. Solche Fantasien sind ein völlig normaler Ausdruck Ihres sexuellen Ichs und ein Zeichen für sexuelle Selbstsicherheit; denn Sie warten nicht einfach darauf, dass ein anderer Sie erregt.

Fantasien darstellen

Teilen Sie Ihre Fantasien mit Ihrem Partner, wenn Sie wollen, und würzen Sie damit Ihr Sexleben. Probieren Sie Rollenspiele, schmutzige Worte, Telefonsex, Internetsex. Wenn Sie nicht wissen, wo Sie anfangen sollen, schreiben Sie Ihre sexuellen Ideen auf, lesen erotische Literatur oder schauen sich Pornos für Frauen an.

Einige der besten

- **Sex mit einem anderen Partner** – mit einem Star, einem Fremden oder einer Autoritätsperson.
- **Beim Sex beobachtet** werden oder andere beim Sex beobachten.
- **Zum Sex** von einer Person oder Gruppe gezwungen werden.
- **Lesbischer** oder schwuler Sex.
- **Sex im Freien.**
- **Doppeltes** oder dreifaches Eindringen.
- **S/M** oder Fesselspiele.

Aphrodisiaka: Düfte

Der Geruchssinn ist der leistungsfähigste der fünf Sinne. Wenn Sie etwas riechen, was Ihnen als Kind vertraut war, fühlen Sie sich sofort in einen bestimmten Moment Ihrer Vergangenheit zurückversetzt. Der Geruch von Duftölen setzt im Gehirn Neurotransmitter (Botenstoffe) frei, die Ihre Stimmung verändern und sofortige körperliche Reaktionen auslösen können. Endorphine lindern beispielsweise Schmerzen und wirken erregend, während Serotonin entspannt.

Duftöle

Duftöle sind vielseitig verwendbar, zum Beispiel in einer Duftöllampe, im Bad oder als Massageöl. Manche Öle, etwa Salbei, Jasmin, Patchouli und Ylang-Ylang regen die Hirnanhangdrüse an und steigern das sexuelle Interesse (diese Drüse steuert andere Drüsen, deshalb kann Libidomangel die Folge sein, wenn sie inaktiv ist). Die Öle im schwarzen Pfeffer, Ingwer, Fenchel, Weihrauch, Geranium und Sandelholz sowie in der Rose gelten als Aphrodisiaka.

Steigern Sie Ihre Libido

Verbrennen Sie diese Mischung:

- 2 Tropfen schwarzer Pfeffer
- 2 Tropfen Ingwer
- 2 Tropfen Sandelholz

Erotische Massage

Mischen Sie ein paar Tropfen eines der folgenden Öle in Traubenkern-, Süßmandel- oder ein anderes Trägeröl:

- Rose
- Ylang-Ylang
- Jasmin

Sinnliches Bad

Probieren Sie diese Mischung:

- 2 Tropfen Rose
- 2 Tropfen Patchouli
- 2 Tropfen Ylang-Ylang

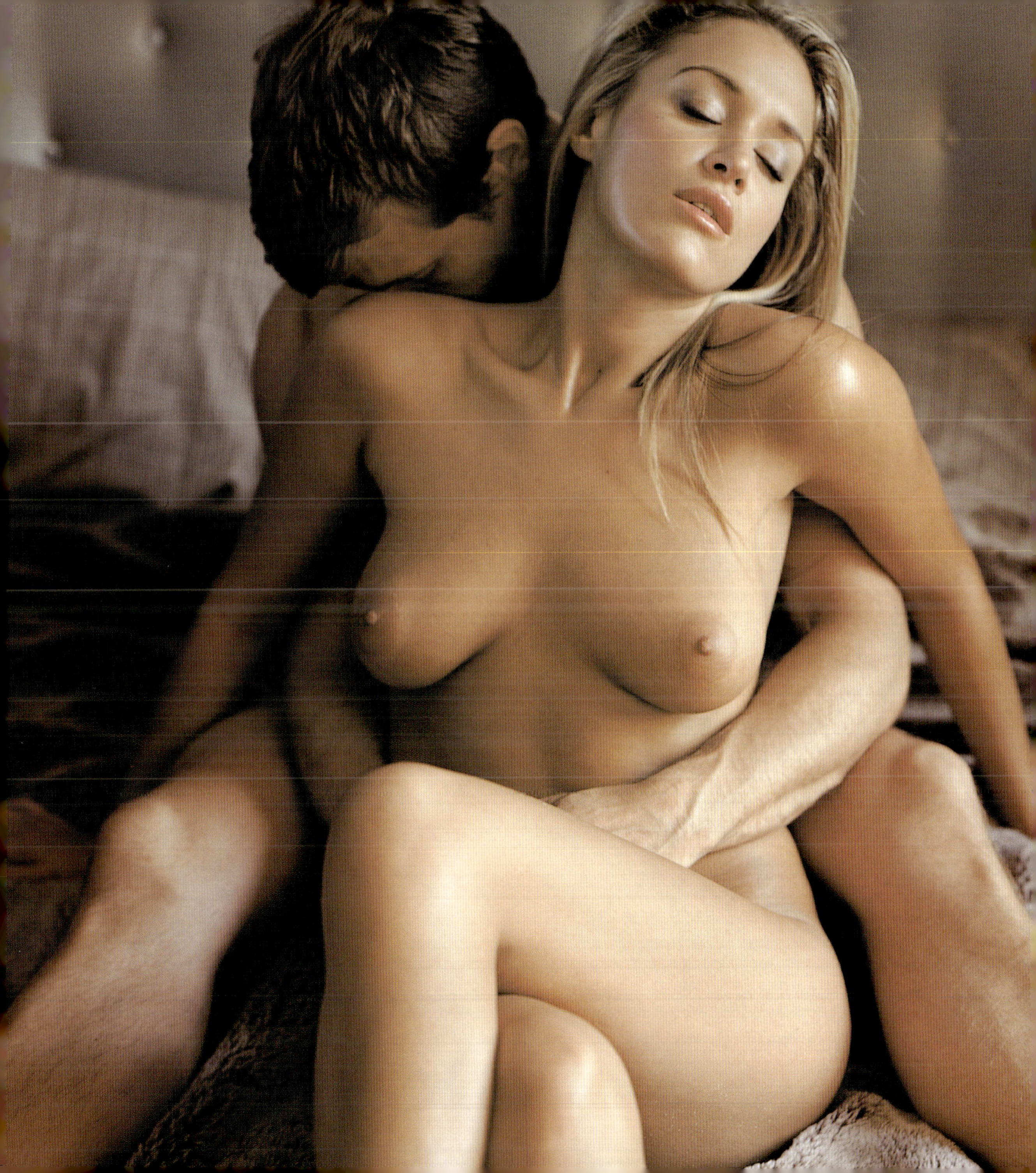

Aphrodisiaka: Speisen

Schon Adam und Eva haben Essen und Sex miteinander verbunden. Es gibt zwar keine wissenschaftlichen Beweise dafür, dass bestimmte Speisen die Libido beeinflussen, aber ein seelischer Zusammenhang besteht gewiss. Die Römer glaubten beispielsweise, der Verzehr von Obst- und Gemüsearten, die Genitalien gleichen, mache sie sexuell potent.

Eine Orgasmusdiät?

Die amerikanische Autorin Marrena Lindberg experimentierte mit Speisen und stellte eine »Orgasmusdiät« zusammen, die ihrer Meinung nach den Orgasmus fördert. Da sie selbst Probleme hatte, trainierte sie nach einer Entbindung mit Vaginalgewichten, um die Beckenbodenmuskeln zu stärken. Außerdem schluckte sie Fischölkapseln und stellte fest, dass ihre Libido zunahm. Training und Diät ermöglichten es ihr, mehrere klitorale und vaginale Orgasmen hintereinander zu haben.

Wollen Sie es probieren? Dann müssen Sie Ihre Beckenbodenmuskeln regelmäßig trainieren, Fischöl, Vitamine und Mineralien zu sich nehmen, mehr Gemüsesäfte trinken – und Bitterschokolade essen.

Sinnliche Speisen

- **Kaviar** regt die Nervenzellen und angeblich auch die Libido an.
- **Trüffel** enthalten Substanzen, die einem männlichen Geschlechtshormon gleichen.
- **Schokolade** enthält Anregungsmittel, welche die Stimmung verbessern. Gute Bitterschokolade ist am wirksamsten.
- **Kaffeetrinkern** wird nachgesagt, dass sie sexuell aktiver sein sollen.
- **Gewürze** wie Knoblauch, Curry, Kreuzkümmel und Cayennepfeffer steigern die Durchblutung und die Herzfrequenz und machen »scharf«.
- **Ginseng** steigert die Durchblutung der Genitalien und die Libido.
- **Rotwein** entspannt und verbessert die Durchblutung.
- **Vanille** schmeckt Männern köstlich und macht sie heiß.
- **Mangos** gelten wegen ihrer Samthaut und ihrem süßen, nektargleichen Saft als sinnlich.
- **Frische Feigen** ähneln den weiblichen Genitalien.
- Für **Erdbeeren** und **Schlagsahne** gibt es viele aufregende Verwendungsmöglichkeiten.
- **Schokolade, Gelee, Honig** und **Joghurt** lassen sich leicht verschmieren und gut ablecken!

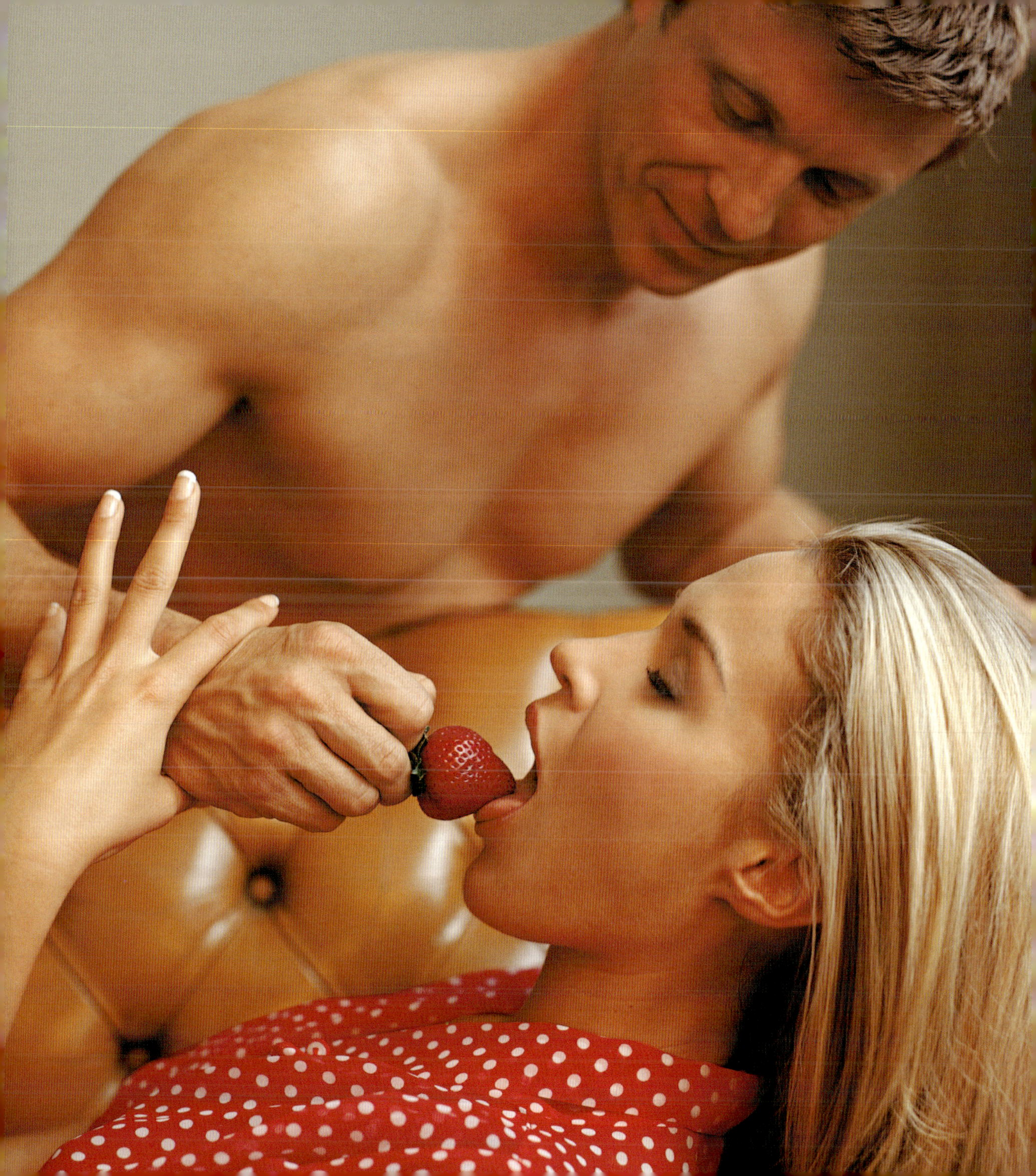

Sexspielzeug für Mädchen

Wem macht Sexspielzeug keinen Spaß? Die meisten Frauen lernen, mit einem Vibrator einen Orgasmus auszulösen, und für einige ist dies der einzige Weg zum Orgasmus. Es gibt billige Vibratoren und Luxusmodelle, die jeden Wunsch erfüllen. Gibt es etwas Besseres, um Schwung ins Schlafzimmer zu bringen? Und Sie brauchen sich nicht zu genieren, denn das Internet macht den Kauf Ihrer kleinen Lustspender sehr diskret.

Vibratoren

Manche Vibratoren sehen wie ein Penis aus, andere eher wie Röhren. Sie bestehen aus Silikon, Latex, Weichplastik, Gummi oder Glas. Ein Bestseller ist der Hase, der mit seinem rotierenden Schaft und den G–Punkt-Ohren sowohl die Klitoris als auch die Vagina stimuliert. Es gibt auch Vibratoren, mit denen Sie den ganzen Genitalbereich oder speziell den G-Punkt stimulieren können.

Ein Fingervibrator ist besonders diskret, und Vibratoren zum Anschnallen geben den Händen Freiheit. Leisten Sie sich einen teureren Vibrator aus Silikon, der sich der Körpertemperatur anpasst, oder experimentieren Sie mit einem Glasvibrator, den Sie kühlen oder wärmen können.

Liebeseier/Liebeskugeln

Ei- oder Kugelvibratoren sind kleine, eiförmige Vibratoren, die Sie in die Vagina einführen. Sie bestehen meist aus Gummi, Metall, Silikon oder Plastik und enthalten ein Gewicht. Man kann sie längere Zeit tragen, um sexuelle Spannung aufzubauen. Einige vibrieren unregelmäßig, um die Lust zu steigern.

Fingervibratoren

Diese winzigen Vibratoren tragen Sie an der Fingerspitze, um die Klitoris oder die Schamlippen diskret zu stimulieren. Man bekommt sie in verschiedenen Größen und kann sie solo oder mit dem Partner verwenden.

Dildos

Nicht vibrierende Sexspielzeuge gibt es in allen Formen und Größen. Dildos ähneln meist einem Penis und können vaginal oder anal, mit oder ohne Partner benutzt werden. Die neusten Modelle bestehen aus Glas, das zwar nicht so geschmeidig ist wie Silikon, sich aber wärmen oder kühlen lässt. Andere macht man aus »Cyberhaut«, die sehr weich ist und sich wie echte Haut anfühlt. Sie können auch Doppeldildos für eine doppelte Penetration und Dildos zum Anschnallen kaufen.

Nippelklemmen

Klemmen mit Gummispitzen stimulieren die Brustwarzen und machen den Orgasmus intensiver. Es gibt Kleeblatt- und Pinzettenklemmen. Die neusten Modelle vibrieren, und Sie können den Druck variieren.

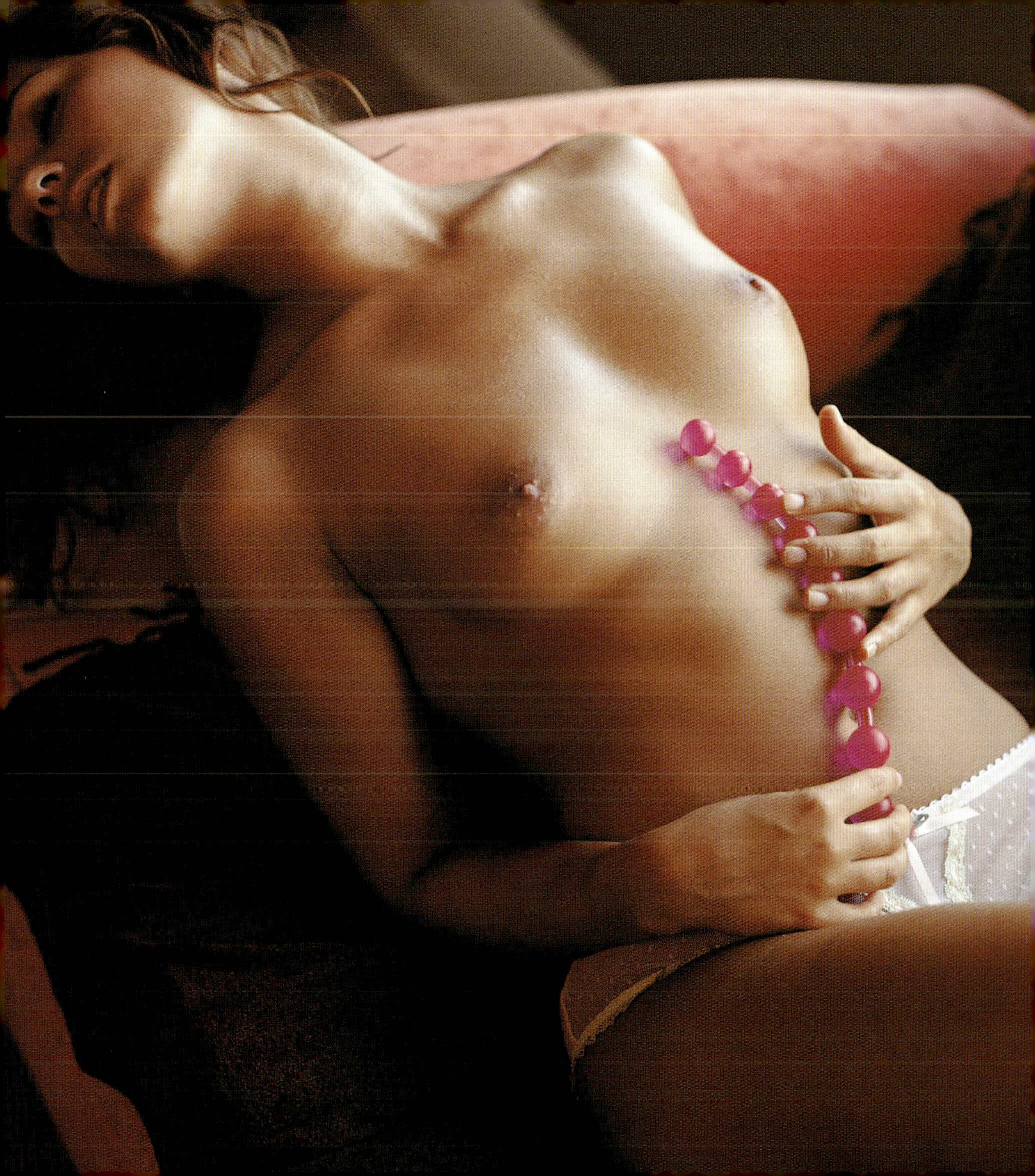

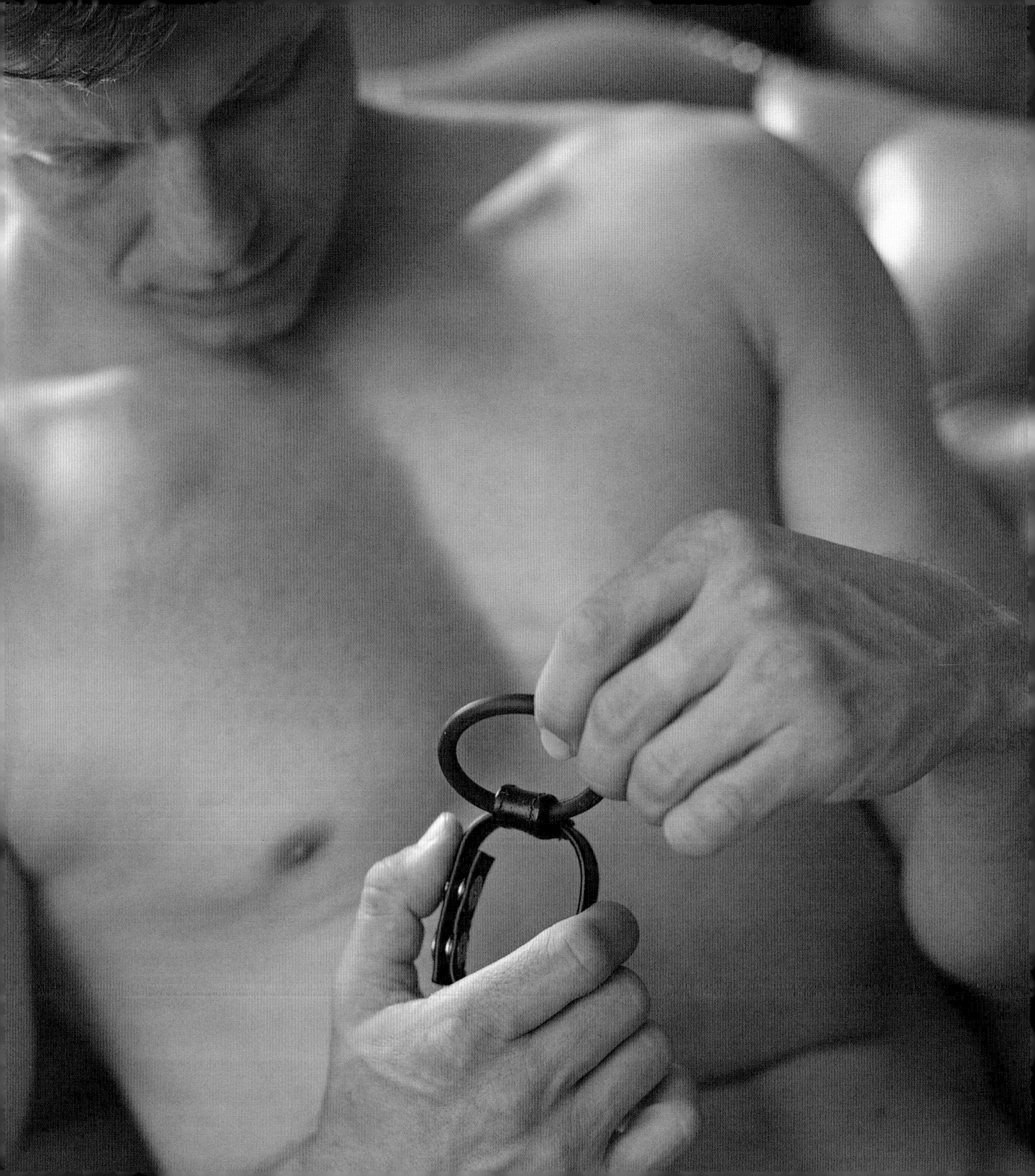

Sexspielzeug für Jungs

Die meisten Männer sind ein wenig schüchtern, was Spielzeug anbelangt; aber wenn Sie Ihrem Partner ein paar Spielsachen gezeigt haben, wird er immer wieder Ihre Spielzeugkiste plündern. Viele Männer mögen es, wenn ihre Brustwarzen stimuliert werden, und Ihr Partner wird wahrscheinlich erstaunt sein, wie gut ein Analspielzeug sich anfühlt, weil es die Prostata stimuliert. Wenn Sie während der Fellatio den Penis mit einem Vibrator massieren, lösen Sie damit neue Empfindungen aus und haben weniger Arbeit.

Analdildos

Ein Analdildo ist kleiner als ein normaler Dildo und hat eine breite Basis, so dass er nicht »verloren gehen« kann. Männer mögen ihn, weil er beim Sex die Prostata stimuliert. Man bekommt sie in vielen Formen und Größen. Wenn Ihr Partner nicht daran gewöhnt ist, kaufen Sie am besten ein kleines, dünnes Modell.

Prostatavibratoren

Diese Analvibratoren stimulieren ebenfalls die Prostata. Manche werden mit der Hand bedient, andere arbeiten mit Batterien. Es gibt Typen, die den Damm und die Prostata zugleich massieren und intensive Orgasmen ohne Ejakulation auslösen. Andere sehen wie ein Dildo mit gebogener Spitze aus und stimulieren nur die Prostata.

Penisringe

Penisringe verlängern die Erektion. Man schiebt sie hinunter bis zur Peniswurzel, wo sie auf die Venen drücken, so dass das Blut nicht abfließen kann. Angeblich können sie auch den Orgasmus verzögern. Es gibt verschiedene Typen, darunter vibrierende und einige, die beim Sex die Klitoris kitzeln. Ein Penisring sollte gut passen und darf nie länger als eine halbe Stunde benutzt werden, weil er sonst Nerven schädigen kann.

Penispumpen

Diese Geräte vergrößern angeblich den Penis, indem sie die Blutzufuhr steigern und das Gewebe dehnen, ohne die sexuelle Leistung zu verringern. Man sollte sie vorsichtig anwenden, um nicht die Bänder zu schädigen.

Penismanschetten

Diese Manschetten streift der Mann vor dem Sex über den Penis, damit er dicker und länger wird. Man bekommt sie in verschiedenen Größen.

Realistische Vaginen

Diese Spielzeuge, die man auch »Taschenmuschis« oder »Masturbatoren« nennt, ermöglichen es dem Mann, Sex zu simulieren. Sie haben die Form einer Vagina, in die der Penis eindringen kann.

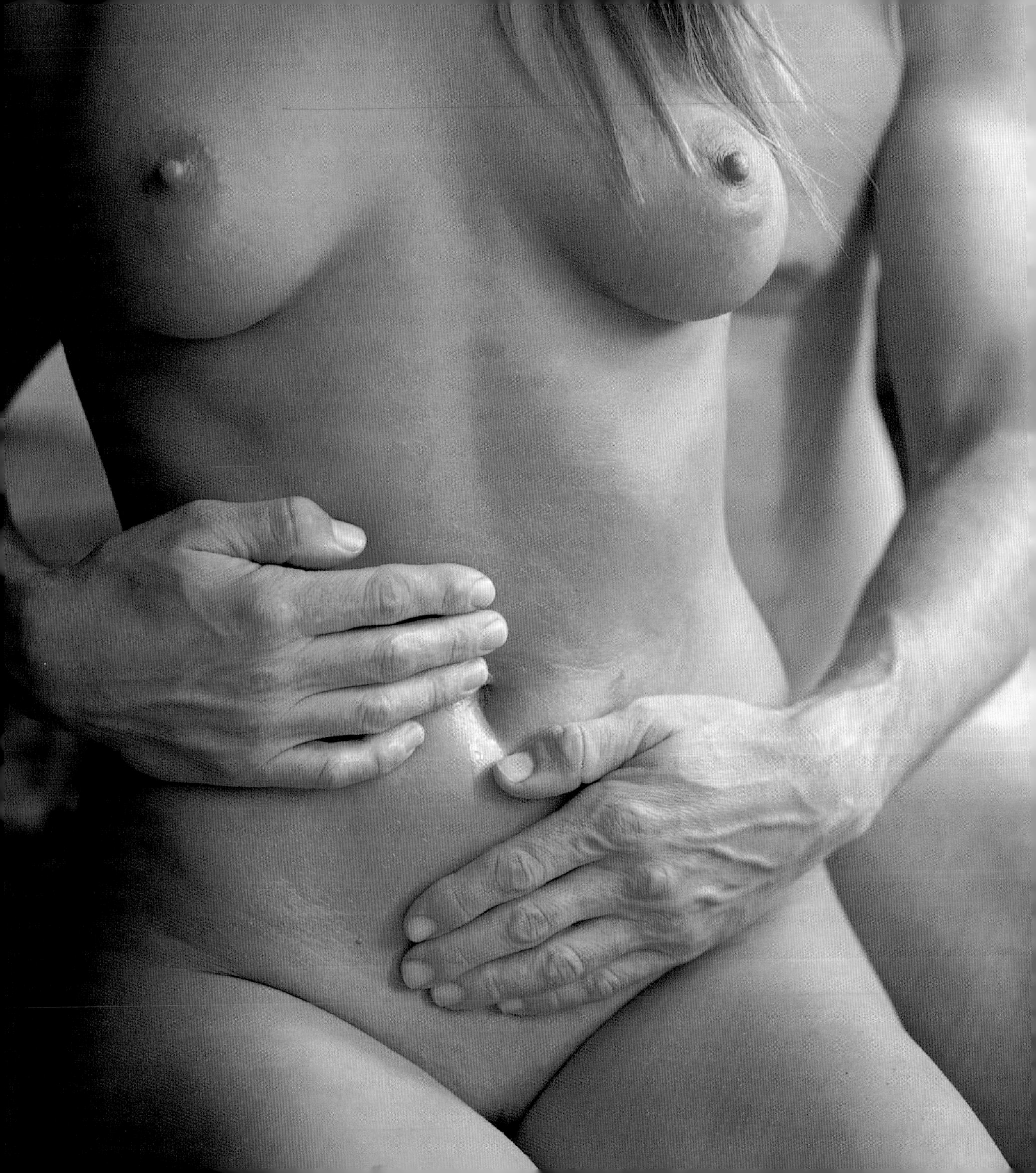

Alles über Gleitmittel

Vielleicht denken Sie, dass Sie solche Hilfsmittel nicht brauchen; aber ein gutes Gleitmittel kann Ihr Sexleben wirklich bereichern. Manchmal sind Sie »da unten« trocken – die Hormone, der Zyklus, eine Entbindung und das Stillen fordern ihren Tribut. Alkohol, Drogen, Stress, Überarbeitung und Müdigkeit können die Selbstbefeuchtung der Vagina ebenfalls beeinträchtigen.

Warum Gleitmittel?

Gleitmittel machen Selbstbefriedigung und Partnersex angenehmer. Einerlei, wie erregt Sie sind, die Vagina wird nicht automatisch feucht. Gleitmittel machen Oralsex viel einfacher und sind beim Analsex unerlässlich, weil dieser Körperteil sich nicht von selbst befeuchtet. Heutzutage gibt es aromatisierte, aus natürlichen Substanzen hergestellte, haltbare und nicht klebrige Gleitmittel. Sie haben unterschiedliche Eigenschaften, je nachdem, ob sie Öl, Wasser oder Silikon enthalten.

Ölhaltig

Ölhaltige Gleitmittel werden aus Butter oder Pflanzenöl gemacht und sind großartige Massageöle. Verwenden Sie aber Produkte, die Duftstoffe enthalten, nicht an den Genitalien, weil deren Schleimhäute empfindlich und leicht reizbar sind. Am besten sind Pflanzen- oder Mineralöle. Kokosöl ist bei Männern sehr beliebt und riecht gut. Sie können Öle ohne Duftstoffe bei der Selbstbefriedigung verwenden; aber meiden Sie Petroleumgelee, das tagelang in der Vagina bleibt. Denken Sie auch daran, dass Latex von Ölen zerstört wird. Kondome werden dadurch unbrauchbar, und Spielzeug, das Latex enthält, wird beschädigt.

Wasserhaltig

Diese Gleitmittel werden aus Wasser und Glyzerin hergestellt und eignen sich besser für die Genitalien und den Partnersex, weil sie Kondome nicht angreifen. Sie schmecken nach nichts und verschmutzen und reizen die Haut nicht. Außerdem kann man sie leicht auswaschen. Allerdings trocknen sie schnell und können ziemlich klebrig sein (ein Wasserzusatz löst das Problem). Manche Männer finden, dass sie die Reibung und das Lustgefühl verringern, so dass sie nach einer Weile nichts mehr spüren. In diesem Fall wischt man sie mit einem feuchten Lappen weg und fängt von vorne an.

Silikonhaltig

Diese Gleitmittel sind die Crème de la Crème. Sie sind glatt und ölig, wasserfest, aber nicht klebrig und für Kondome ungefährlich. Zudem halten sie länger, so dass Sie Stunden schlüpfrig bleiben können, und schmecken nach nichts. Ihre einzigen Nachteile sind der hohe Preis und die Spuren, die zurückbleiben (Sie brauchen Wasser und Seife, um sie zu entfernen). Denken Sie daran, dass diese Gleitmittel Silikonspielzeug beschädigen können.

Wäsche

Wäsche ist romantisch. Wenn Sie entzückende Wäsche tragen, sehen Sie Ihren Körper mit anderen Augen und fühlen sich begehrenswerter und selbstsicherer. Wäsche macht das Vorspiel reizvoller, denn Männer sind visuelle Geschöpfe und lassen sich gerne von zarten Stoffen verführen, die mehr enthüllen als verbergen. Bringen Sie sich mit sinnlicher Wäsche in Stimmung, und Sie entflammen gleichzeitig Ihren Partner.

Verwöhnen Sie sich

Wählen Sie unter den vielen Stoffen und Farben aus, was Ihnen gefällt. Schwarz und Weiß sind erotische Klassiker, Rosa und Pfirsichfarben passen zu den meisten Hauttönen. Kräftiges Rosa und Purpur sind schon etwas heißer. Dehnbare Stoffe schmeicheln den Körperformen, und Chiffon oder Spitzen geben Ihnen ein romantisches Babydollflair. Hauchdünne Slips anzuziehen macht immer Spaß, und das Ausziehen ist noch erregender. Kaufen Sie Unterwäsche, die Ihre Figur betont, und vergrößern Sie ihre Wirkung mit lustigen Accessoires wie Nippelquasten, Boas, Pailletten, Strümpfen und Strapsen.

Es lohnt sich, die Körbchengröße zu prüfen, wenn Sie neue Unterwäsche kaufen. Studien belegen, dass rund 85 Prozent aller Frauen einen zu kleinen oder zu großen BH tragen. Wenn Sie etwas ganz Besonderes suchen (oder wenn Ihr Partner Sie verwöhnen möchte), sollten Sie sich in einer exklusiven Boutique beraten lassen, ehe Sie einen BH erwerben, der nach Pariser Haute Couture aussieht.

Ein neues Image für Sie

Mit Ihrer Wäsche können Sie Ihren sexuellen Stil weiterentwickeln oder in eine neue erotische Rolle schlüpfen: Varietékünstlerin, Stripteasetänzerin, Domina oder Babydoll. BHs mit »Gucklöchern« und geschlitzte Slips bringen neuen Schwung in Ihr Sexleben – beim Solo-Sex und wenn Sie Ihren Partner verführen wollen. Das leicht frivole Element wirkt sehr erregend, und Sie lernen Ihren Körper und seine Empfindungen besser kennen.

Ihre Wäscheschublade

Zu den klassischen Stücken, die Sie zum Spielen brauchen, gehören ein Korsett, hochhackige Schuhe, Strümpfe und Strapse. Das bloße Anziehen ist schon der halbe Spaß, das Ausziehen und das Verführen des Partners sorgen für den Rest. Wenn Sie erst ausgezogen sind, wird er sich kaum weigern, sich mit einem Paar Seidenstrümpfe die Augen verbinden zu lassen, während Sie ihn langsam, aber stetig entkleiden.

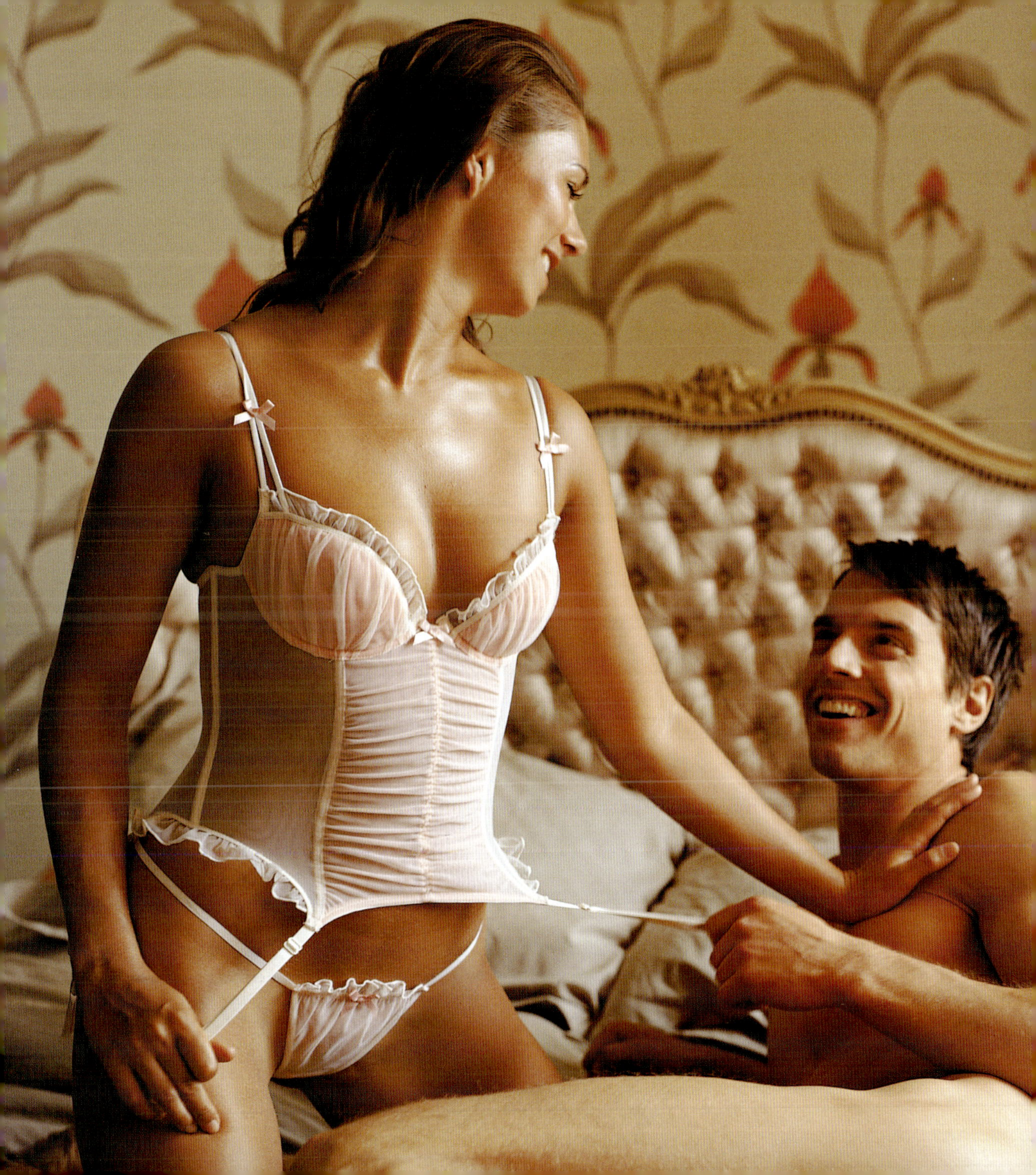

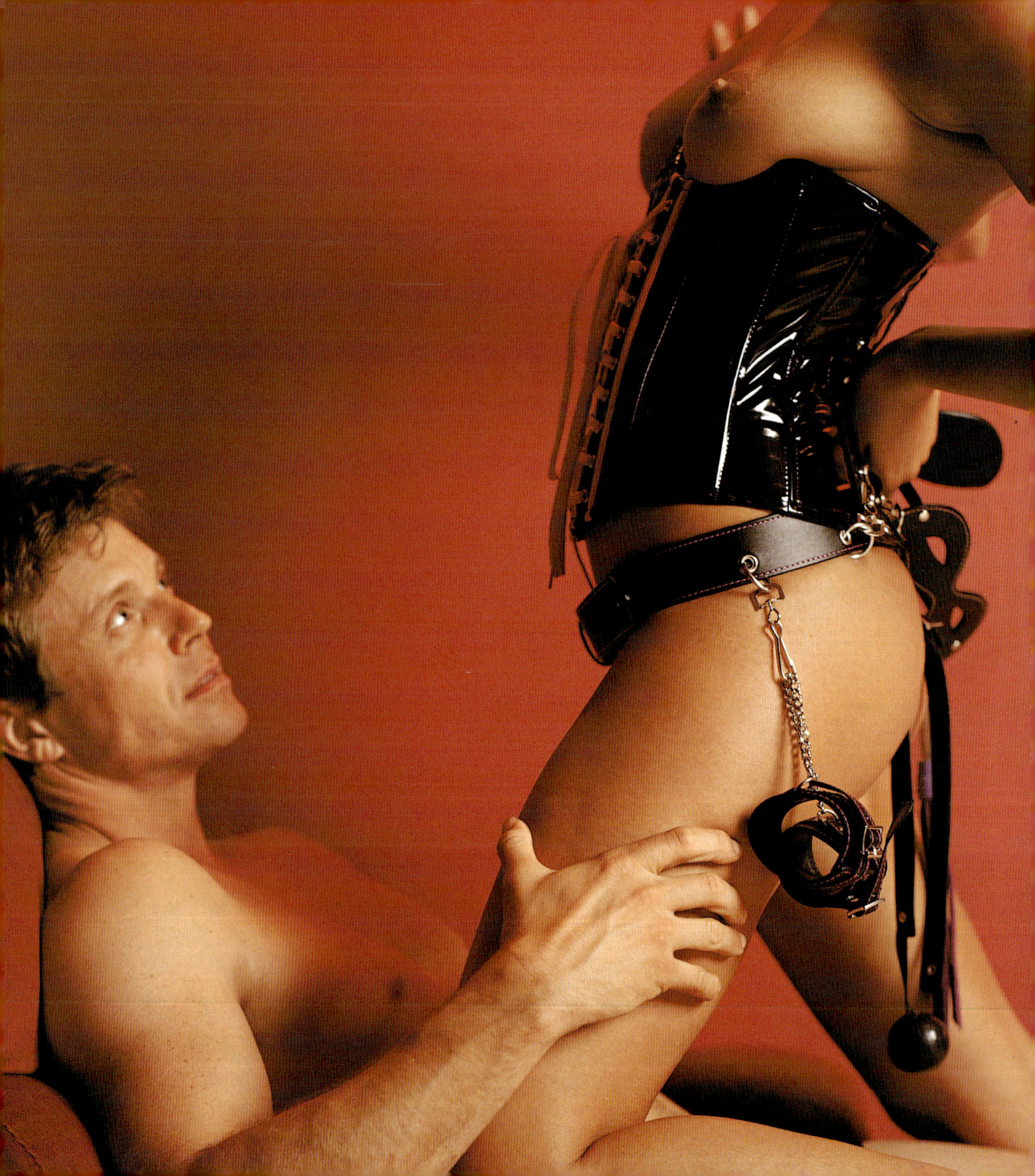

Rollenspiele

Kostüme und Accessoires sind bei erotischen Rollenspielen unverzichtbar. Damit können Sie und Ihr Partner Ihre wildesten Fantasien ausleben. Erforschen Sie Ihre sexuelle Identität in der Kleidung einer Krankenschwester, einer Sekretärin, eines Motorradfahrers oder eines Polizisten. Das stärkt Ihr sexuelles Selbstvertrauen enorm.

Probieren Sie es

Wenn Sie mit Rollenspielen experimentieren, entdecken Sie wahrscheinlich, dass Sie mehrere Fantasien haben, in denen Ihr Aussehen und das des Partners wichtig ist. Beginnen Sie mit Ihren eigenen Accessoires. Sie können die meisten klassischen Kostüme kaufen oder mieten, und es lohnt sich auch, in Sexshops für Frauen nach originellen Kostümen und neuen Ideen zu stöbern. Das Internet ist ebenfalls eine Fundgrube, wenn Sie ein wenig schüchtern sind oder sich erst inspirieren lassen möchten.

Der richtige Ort

Seien Sie erfinderisch, wenn das Schlafzimmer nicht der richtige Ort für Ihre Rollenspiele ist. Wenn Sie gerne Sekretärin oder Lehrerin sein möchten, mieten Sie für eine Nacht ein Hotelzimmer und verwandeln es in ein Sitzungs- oder Klassenzimmer. Kaufen Sie ein paar Accessoires wie Rohrstöcke, Krawatten und Handschuhe, um die Szene abzurunden. In Fetischclubs können Sie Ihre Kostümfantasien in einer sicheren Umgebung erforschen und viele neue Ideen sammeln.

Rollenspiele machen Sie körperbewusst und selbstsicher

Was ist am besten?

Gummi und Leder sehen sexy aus und fühlen sich sexy an, weil sie eng anliegen. Wenn man sie lange trägt, können sie jedoch unbequem und schweißtreibend sein. Ziehen Sie knappe und erotische Lederkleidung an, und reiben Sie sich vorher mit Talkumpulver ein. Eine gute Alternative ist PVC, denn es ist leichter und billiger, und es gibt eine große Auswahl an PVC-Kostümen. Glauben Sie nicht, dass Sie dünn wie ein Model sein müssen, um Leder- und Gummikostüme zu tragen. Nichts ist erotischer als eine kurvenreiche Frau in Leder.

Vergessen Sie die Schuhe nicht. Die meisten Männer haben irgendeinen Schuhfetisch. Vielleicht macht es Ihren Partner heiß, Sie in Schuhen mit Pfennigabsätzen zu sehen, an lackierten Zehennägeln zu lutschen oder einen Absatz lustvoll-schmerzlich auf der Haut zu spüren. Achten Sie also darauf, dass immer ein Paar sexy Schuhe in Ihrem Schrank steht.

Schmutzig reden

Wir vergessen leicht, dass die Stimme beim Sex ebenso wichtig ist wie die Kleidung oder ein neues Spielzeug. Vielleicht sind Sie anfangs gehemmt, aber schmutzige Wörter und Sätze können den Sex wirklich aufregender machen. Sie brauchen nicht aus einem Pornofilm zu zitieren oder die schlüpfrigsten Worte zu benutzen, die Sie kennen. Es geht darum, einander durch Sprache zu entzücken und zu überraschen, wenn man es am wenigsten erwartet.

Noch nicht überzeugt?

Sie reden sexy, damit Ihr Partner sich wie der wichtigste und begehrenswerteste Mensch auf der Welt fühlt. Verführerische Worte sollten für Sie alltäglich sein. Flüstern Sie einander in der Öffentlichkeit oder im Büro frivole Bemerkungen zu, und schicken Sie einander schmutzige Briefe, in denen steht, was Sie für später planen. Schmeicheln Sie einander. Weisen Sie auf kleine Dinge hin, die Ihnen am Partner gefallen. Sagen Sie es ihm, wenn er etwas tut, was Sie besonders lieb finden, oder wenn Ihnen seine Kleidung gefällt. Komplimente stärken das sexuelle Selbstvertrauen und tragen dazu bei, dass wir uns wohl fühlen.

Im Schlafzimmer lesen Sie sich zunächst erotische Geschichten vor. Wenn Ihr Partner das nicht will – vielleicht wissen Sie, dass D. H. Lawrence ihn nicht heiß macht –, schreiben Sie eine Ihrer Fantasien auf und lesen sie im Bett vor. Ermuntern Sie ihn, dasselbe zu tun, und gewöhnen Sie es sich an, einander detailliert Ihre Fantasien zu schildern. Sprechen Sie dabei langsam; das ist intimer und ein Zeichen dafür, dass Sie für ihn alle Zeit der Welt haben.

Und beim Sex?

Die Worte, die Sie einander bei Sex ins Ohr flüstern oder schreien, müssen nicht jugendfrei sein. Seien Sie ganz natürlich und spontan, und proben Sie nicht vorher, was Sie sagen wollen. Wenn Sie erregt sind, hört man es, und wenn Sie Ihre Hemmungen ablegen, machen Sie auch ihren Partner heiß.

Denken Sie sich verschiedene Worte für Ihre Genitalien und den Geschlechtsakt aus, und beschreiben Sie genau, was Sie vorhaben. Sagen Sie Ihrem Partner mit Gefühl, was er tun soll, und fragen Sie ihn, was er sich von Ihnen wünscht. Wenn Sie Hemmungen haben, beim Sex zu sprechen, genügt ein Wort, das dem Partner sagt, was Sie wollen – zum Beispiel »fester« oder »schneller«. Oder stöhnen Sie lauter, wenn er etwas richtig macht. Denken Sie daran, dass es mehrere schmutzige Sprachebenen gibt. Fangen Sie dezent an – etwa: »Ich will dich spüren!« –, und heben Sie sich die saftigeren Ausdrücke für später auf, wenn Sie beide total erregt sind.

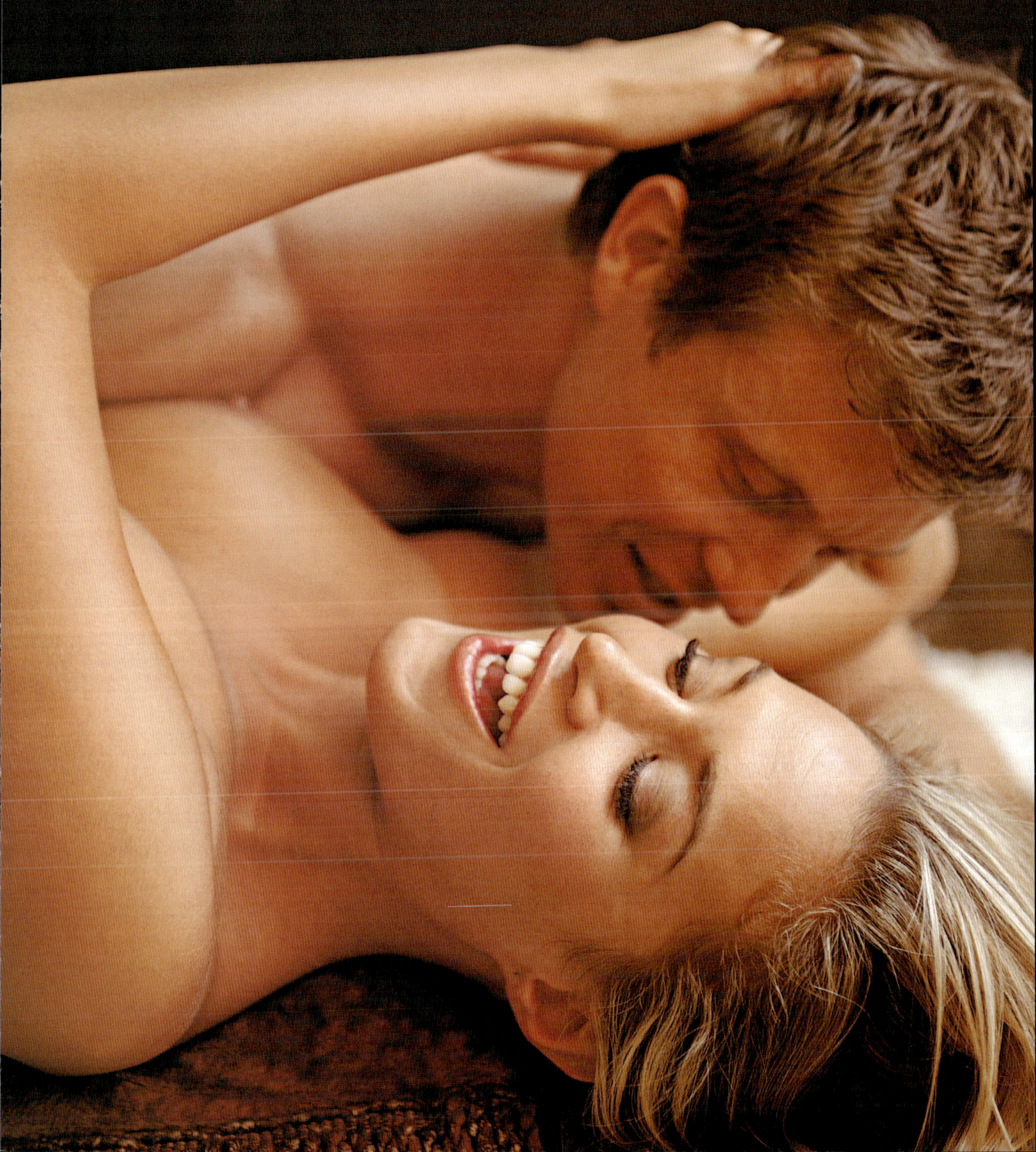

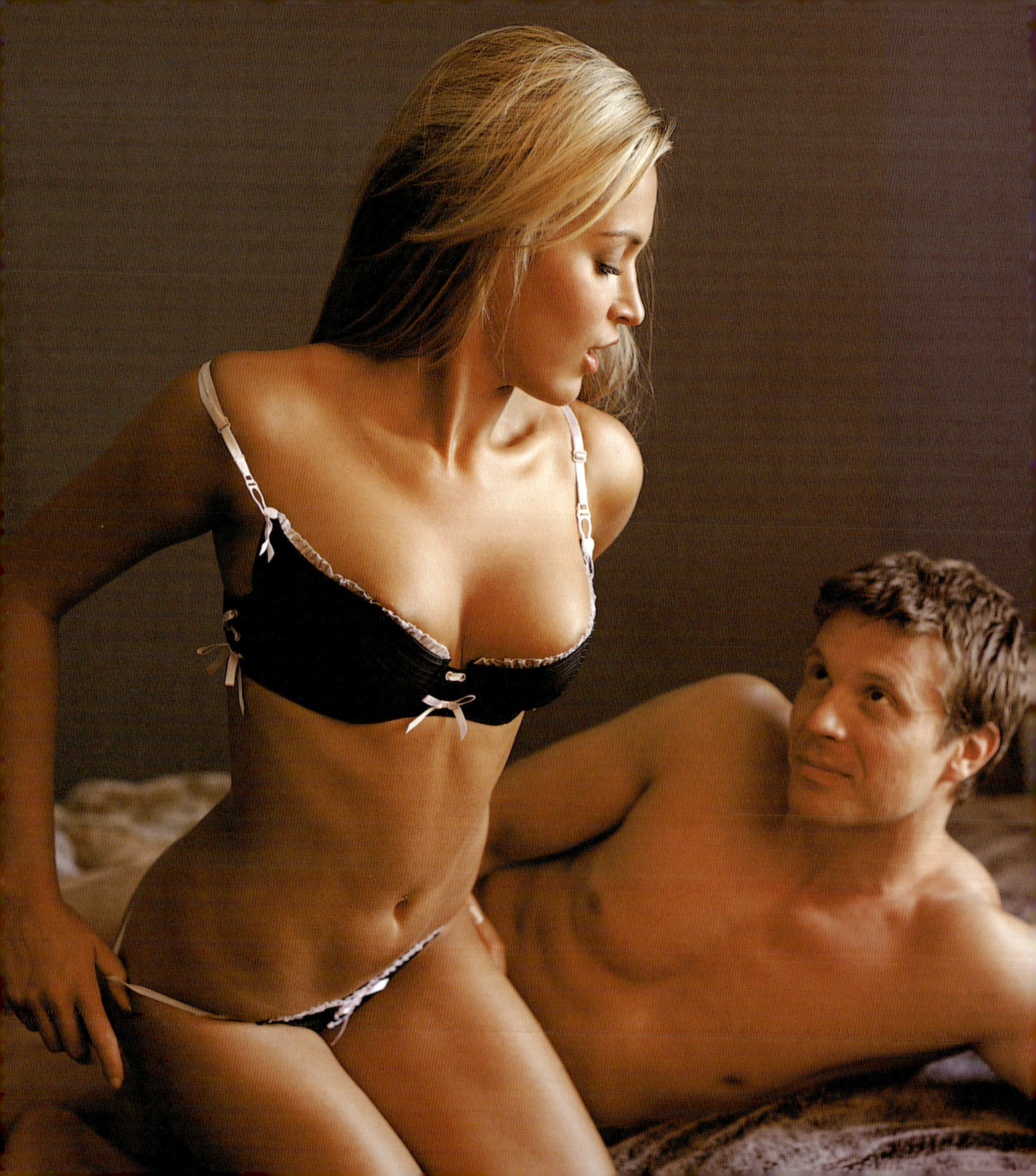

Ausziehen macht anziehend

Striptease ist eine uralte Kunst, die in manchen Kulturen seit Jahrhunderten ausgeübt wird. Sie wird schon in der antiken Mythologie erwähnt – denken Sie an Salomes berüchtigten Tanz der sieben Schleier –, und in Clubs und Bars sind heute noch Varianten davon zu sehen. Bringen Sie sich in Stimmung, und Sie werden sehen, dass es Spaß macht, sich für Ihren Partner auszuziehen, und dass es erregend und erotisch ist. Wichtig sind die richtige Einstellung und das Selbstvertrauen – fühlen Sie sich sexy, und Sie sind sexy!

Vorbereitungen

Sorgen Sie mit Kerzen oder Rotlicht für das richtige Ambiente, und achten Sie darauf, dass genügend Platz vorhanden ist. Frische Blumen, eine gekühlte Flasche Wein und exotisches Knabberzeug gehören dazu. Ein großer Spiegel macht die Show für ihn noch aufregender. Strippen erfordert eine gewisse körperliche und seelische Vorbereitung: Lassen Sie sich Zeit, und genießen Sie es. Nehmen Sie ein Bad mit Duftöl. Rasieren Sie sich, gönnen Sie sich ein Peeling, und verwenden Sie eine gute Körperlotion. Nippen Sie etwas Wein, ehe Sie loslegen.

Was ziehen Sie an?

Zu einem guten Strip brauchen Sie mehrere Schichten Kleidung, die Sie langsam ablegen können. Sie reizen Ihren Partner eben deshalb, weil Sie nie ganz nackt sind. Quasten an den Brustwarzen und ein String-Tanga ermöglichen eine minimale Bedeckung. Verwenden Sie viele Accessoires: Seidenschals, eine Federboa, Gürtel und einen Hut. Tragen Sie Kleider, die sich leicht ablegen lassen, und üben Sie sicherheitshalber vorher. Hochhackige Schuhe betonen die Beine, aber Sie müssen auch mit ihnen gehen können. Wenn Sie ein kurzes schwarzes Kleid haben, ziehen Sie es an. Protzen Sie mit Ihren besten Stücken: Ein Kleid aus Chiffon oder Seide ist eine sinnliche Hülle, die Ihre Kurven hervorhebt.

Genießen Sie die Show!

Wenn Sie nervös sind, verbinden Sie Ihrem Partner die Augen, sobald er hereinkommt, und flüstern ihm ins Ohr, was Sie vorhaben. Strippen Sie zu langsamer, sinnlicher Musik, und beginnen Sie mit kleinen Dingen – Ohrringen und Accessoires –, die Sie lässig hinter sich werfen oder dem Partner zuwerfen. Erhöhen Sie die Spannung allmählich: Schieben Sie einen Träger von der Schulter, drehen Sie sich um, dann wieder zurück. Reizen Sie ihn, bis er es nicht mehr aushält. Nutzen Sie das ganze Zimmer, und genießen Sie die Show genau wie der Partner. Wenn Sie mittendrin aufhören müssen, weil seine Hände sich selbstständig machen, ist das auch ein Erfolg!

Erotischer Tanz

Der erotische Tanz, bei dem Sie mit dem ganzen Körper Sex simulieren, ist eine Variante des Striptease und ein herrliches Vorspiel. Mehr noch: Er stärkt das Selbstvertrauen, hält Sie fit und ist für den Partner ein echter visueller Leckerbissen. Sie werden sehr vertraut mit Ihrem Körper und Ihrer Haltung, und nach einigem Üben merken Sie, dass Sie sich anders bewegen und Ihre Haltung besser wird.

Erlernen Sie die Elemente

Wenn Sie zu Hause üben wollen, sollten Sie sich eine DVD besorgen, welche die Grundelemente zeigt. Noch besser ist es, einen Kurs zu belegen oder mit dem Partner in einen Lap-Dance-Club zu gehen. Das ist ein erotischer Hochgenuss und für Sie wahrscheinlich ebenso aufregend wie für ihn. Es ist ein Genuss, Pole Dance zu sehen, aber dieser Tanz ist viel schwieriger, als er aussieht. Wenn Sie ihn probieren wollen, können Sie eine Stange kaufen und zu Hause einfache Elemente einstudieren, die Spaß machen.

Folgen Sie ihrem Instinkt

Bringen Sie sich vorher mit einem Glas Wein in Stimmung. Gedämpftes Licht verbessert die Atmosphäre und macht Ihren Traumkörper erotischer. Tragen Sie Kleider und Wäsche, die sich gut anfühlen. Ein erotischer Tanz setzt Selbstvertrauen und gute Haltung voraus, denn es geht ja um sinnliche Bewegungen. Folgen Sie Ihrem Instinkt, bewegen Sie sich langsam, und wiegen Sie Ihren Körper. Legen Sie sich in Ihre Kurven!

Bleiben Sie knapp außerhalb der Reichweite Ihres Partners, und er findet Sie unwiderstehlich

Schreiten Sie über den Laufsteg

Nähern Sie sich dem Partner, und ziehen Sie sich wieder zurück. Stellen Sie sich dabei vor, auf einem Laufsteg zu gehen. Schauen Sie Ihren Partner an, und gehen Sie langsam nach vorne. Streicheln Sie Ihren Körper, wenn Sie sich ihm nähern, damit er sieht, wie Sie gerne berührt werden möchten. Wiegen Sie die Hüften, während Sie sich umdrehen und zurückziehen. Gehen Sie dann wieder auf ihn zu, und suchen Sie seinen Blick. Gehen Sie diesmal näher heran, aber lassen Sie sich Zeit. Beim Tanzen teilen Sie Ihren Körper mit dem Partner. Nähern Sie sich ihm so weit, dass er Ihre Bewegungen spürt und Ihr Haar sein Gesicht kitzelt. Streicheln Sie seinen Hals mit der Hand. Das ist ein köstliches Gefühl, und bald hält er es nicht mehr aus.

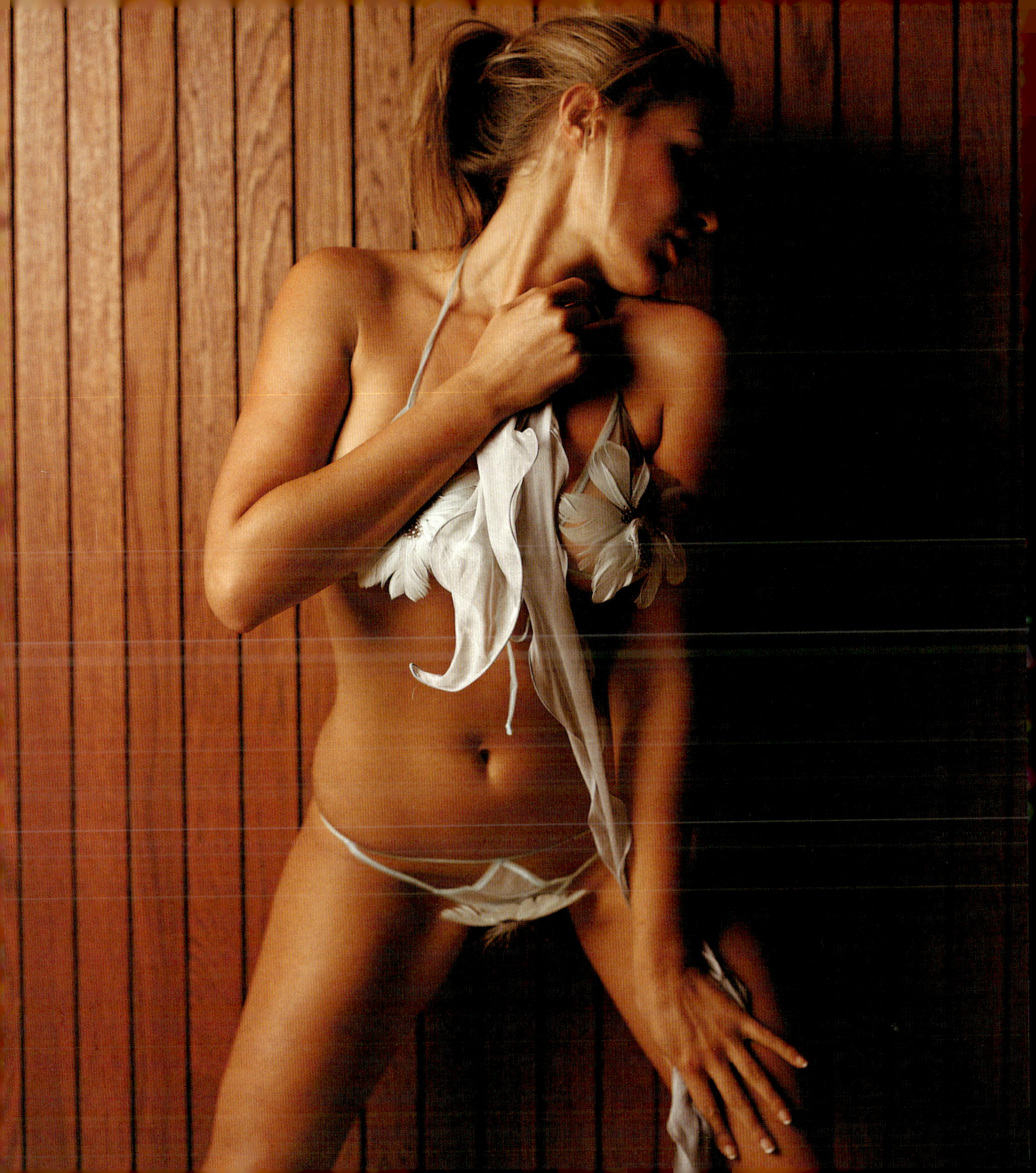

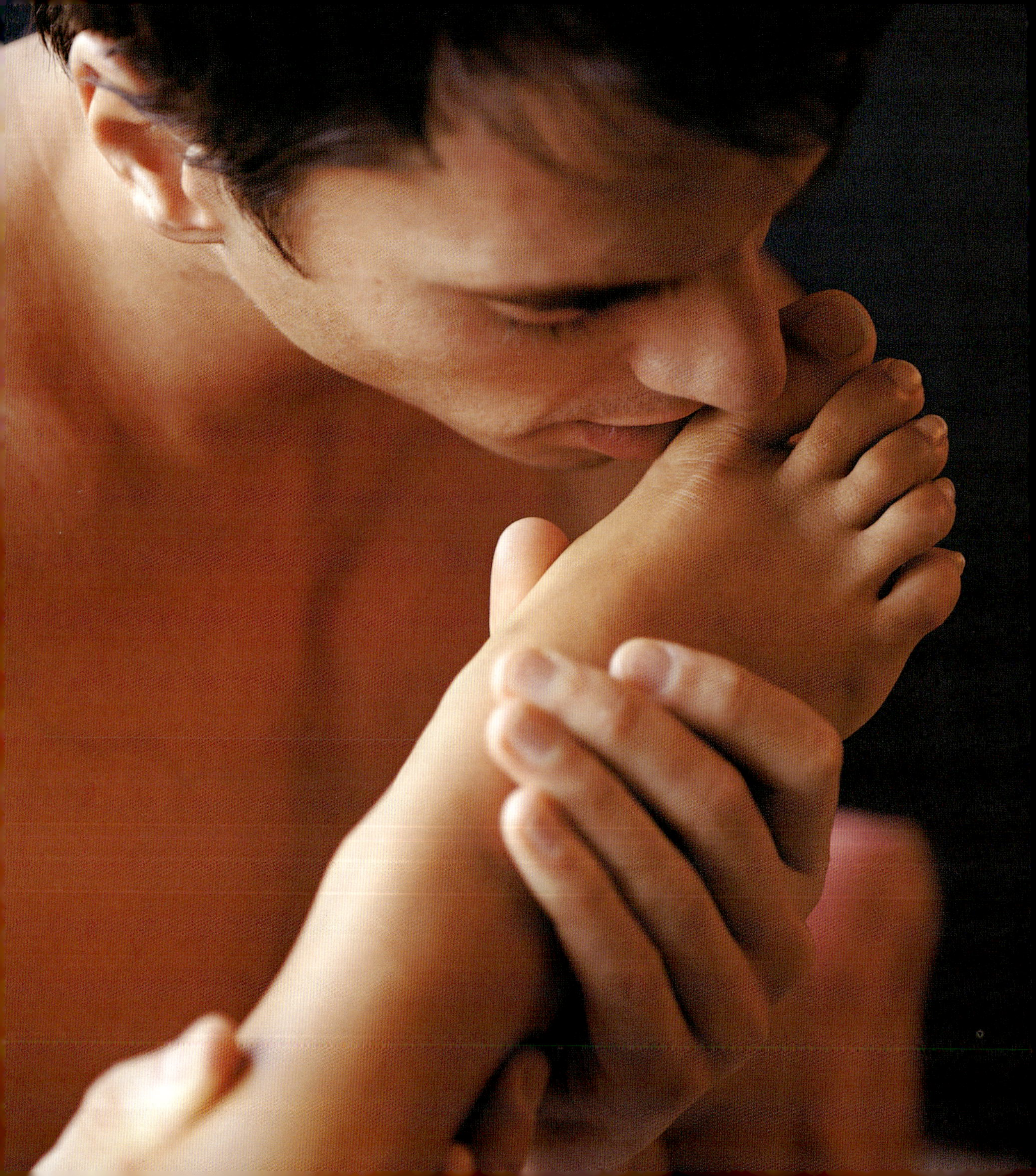

Erotische Massage

Eine erotische Massage stärkt das Selbstvertrauen und verhilft Ihnen zu einer umfassenderen und sinnlicheren Einstellung zum Sex. Zudem ist sie ein intimer Genuss für Ihren Partner. Nachdem Sie ihn massiert haben, lassen Sie sich von ihm massieren (oder umgekehrt). Die Massage kann ein Vorspiel zum Sex oder ein Erlebnis für sich sein. Am wichtigsten ist, dass Sie sich Zeit nehmen, einander zu verwöhnen.

Achten Sie auf die Reaktionen Ihres Partners, um herauszufinden, was ihn erregt

Vorbereitungen

Wenn Sie keinen Massagetisch besitzen, nehmen Sie ein Bett mit harter Matratze oder eine bequeme Matte. Dämpfen Sie das Licht, und machen Sie aus dem Zimmer ein warmes, einladendes Boudoir. Duftöle wie Rose oder Jasmin heben die Stimmung (siehe Seite 48). Schalten Sie das Telefon ab, damit niemand Sie stört. Nehmen Sie gemeinsam ein warmes Bad, um sich zu entspannen, und hören Sie Musik, die beruhigt. Bedecken Sie Körperteile, die Sie nicht massieren, mit einem Tuch. Fragen Sie Ihren Partner vorher, ob Sie seine Genitalien massieren sollen (auf Seite 43 ist eine tantrische Lingam-Massage beschrieben).

Die Massage

Ihr Partner legt sich auf den Bauch, und Sie massieren ihn von oben nach unten. Wärmen Sie ein gutes Gleitmittel oder Massageöl in den Händen, ehe Sie die Haut damit einreiben. Beginnen Sie mit der Kopfhaut, dem Gesicht und den Ohren, und massieren Sie dann Hals, Rücken, Schultern, Arme, Gesäß, Beine, Füße und Zehen.

Variieren Sie Ihre Bewegungen, und massieren Sie harte Stellen behutsamer. Wir speichern Verspannungen im Gesäß. Eine Massage dieser Muskeln verbessert die Durchblutung und den Orgasmus. Küssen Sie beim Massieren seinen Körper – die Haut ist eine große erogene Zone.

Dann dreht der Partner sich um, und Sie massieren die Vorderseite seines Körpers, die mehr Nervenenden besitzt, so dass er stärker reagiert. Saugen, ziehen oder kneifen Sie seine Brustwarzen behutsam – allein dadurch kann er einen Orgasmus bekommen (siehe Seite 107). Seien Sie kreativ, damit seine Erregung nicht abklingt.

Eine Fußmassage entspannt den ganzen Körper. Halten Sie einen Fuß mit einer Hand fest, und massieren Sie den oberen Teil mit der anderen Hand. Drehen Sie jeden Fuß hin und her, massieren Sie die Knöchel, Zehen, Fersen und Knochen, und ziehen Sie zum Schluss sanft an den Zehen.

Stimmungsaufheller

Wenn Sie gestresst, sehr beschäftigt und müde sind, leidet das Sexleben meist zuerst. Verzweifeln Sie nicht: Es gibt viele Möglichkeiten, den Körper und den Geist auf den Sex vorzubereiten, zum Beispiel Kräuter, Medikamente und Pheromone.

Kräuter

Kräuter wie Damiana, Ginseng und Ginkgo biloba sind bekannte Aphrodisiaka, die uns helfen, sinnlicher zu werden. Probieren Sie Damiana oder Chinesische Engelwurz, wenn Ihre Libido schwach ist; denn beide fördern das hormonelle Gleichgewicht. Ihr Partner kann es mit Sägepalme, afrikanischem Pflaumenbaum (Pygeum africanum), Brennnessel oder Yohimbe versuchen, die die männlichen Fortpflanzungsorgane stärken, vor allem die Prostata. Fragen Sie einen Kräuterkundigen um Rat.

Medikamente

Das Wettrennen um ein Viagra für Frauen ist eröffnet, aber bisher blieb es ohne Erfolg, weil sich der sexuelle Reaktionszyklus der Frau stark von dem des Mannes unterscheidet. Was Ihrem Partner hilft, nutzt Ihnen nichts. Derzeit wird ein Medikament namens PT-141 entwickelt, das angeblich die Libido anregt. Es handelt sich um einen Nasenspray, der sofort wirken soll. Studien belegen, dass weibliche Ratten davon ziemlich lüstern werden. Wenn die Versuche mit Menschen gelingen, könnten wir sehr bald ein neues Medikament haben.

Scentuelle Libido Patch

Wenn Sie an diesem Pflästerchen riechen, regen seine Duftstoffe angeblich das Verlangen an, weil die Duftmoleküle das Gehirn beeinflussen. Tragen Sie es an einer leicht zugänglichen Stelle, und schnüffeln Sie einmal in der Stunde daran.

Pheromon-Parfüme

Parfüme, die Pheromone enthalten, sollen uns für das andere Geschlecht attraktiv machen. Dem liegt offenbar eine Studie der staatlichen Universität San Francisco zugrunde, die 2002 feststellte, dass 74 Prozent aller Frauen, die ein Pheromon-Parfüm benutzten, 50 Prozent mehr Aufmerksamkeit von Männern erfuhren (Küsse, mehr Verabredungen, mehr Sex).

Das Orgasmatron

Der amerikanische Schmerzspezialist Dr. Stuart Meloy erfand dieses Gerät ursprünglich, um Frauen mit chronischen Rückenschmerzen zu helfen. Eine überraschende Nebenwirkung war, dass es Orgasmen auslöste. Eine ferngesteuerte, in die Wirbelsäule eingeführte Elektrode hilft Frauen mit Wirbelsäulenverletzungen, Rückenschmerzen und Nervenschäden, Orgasmen zu erleben. Der Apparat ist noch teuer, aber Meloy bemüht sich, ihn billiger herzustellen.

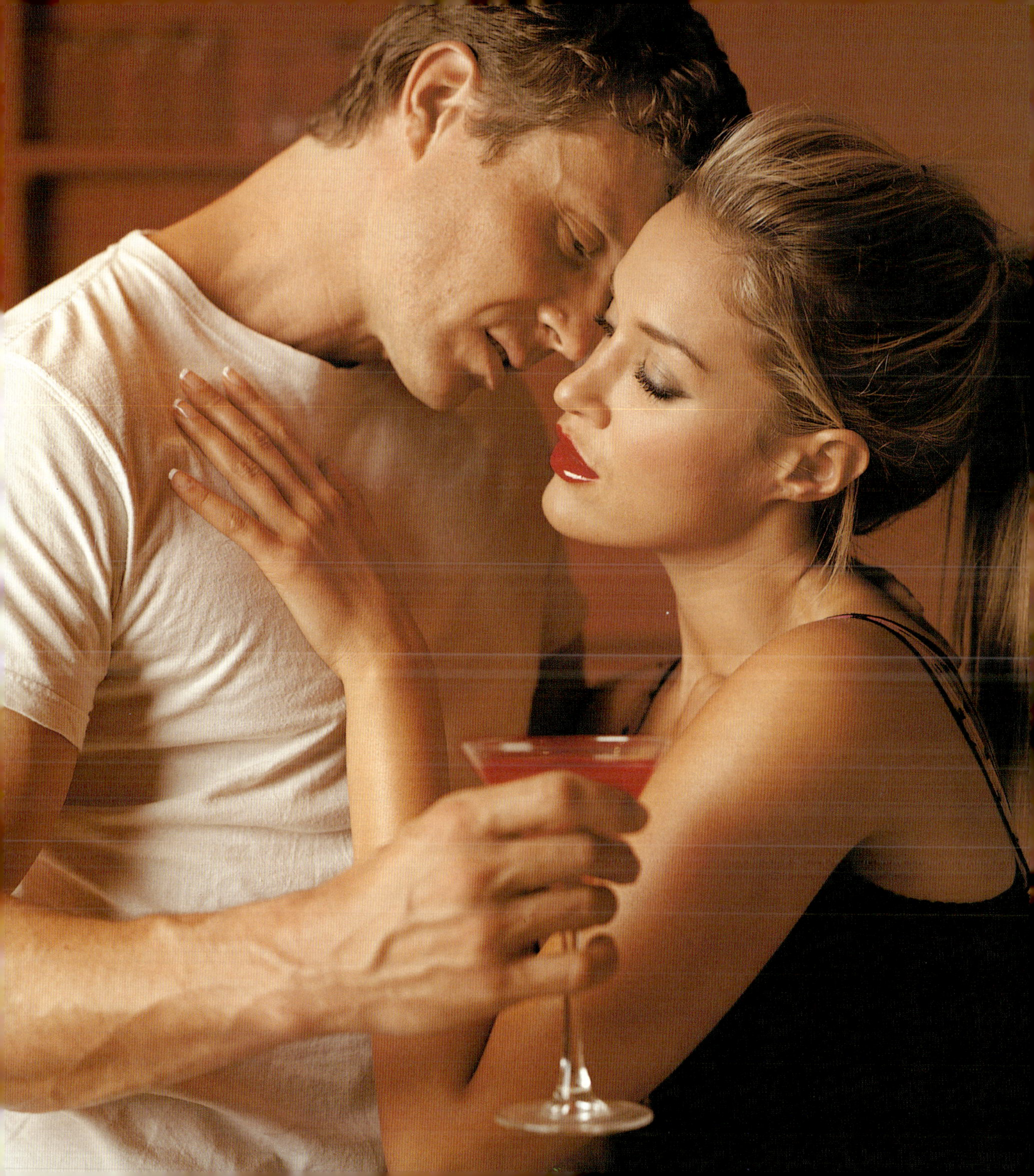

Den Orgasmus erleben

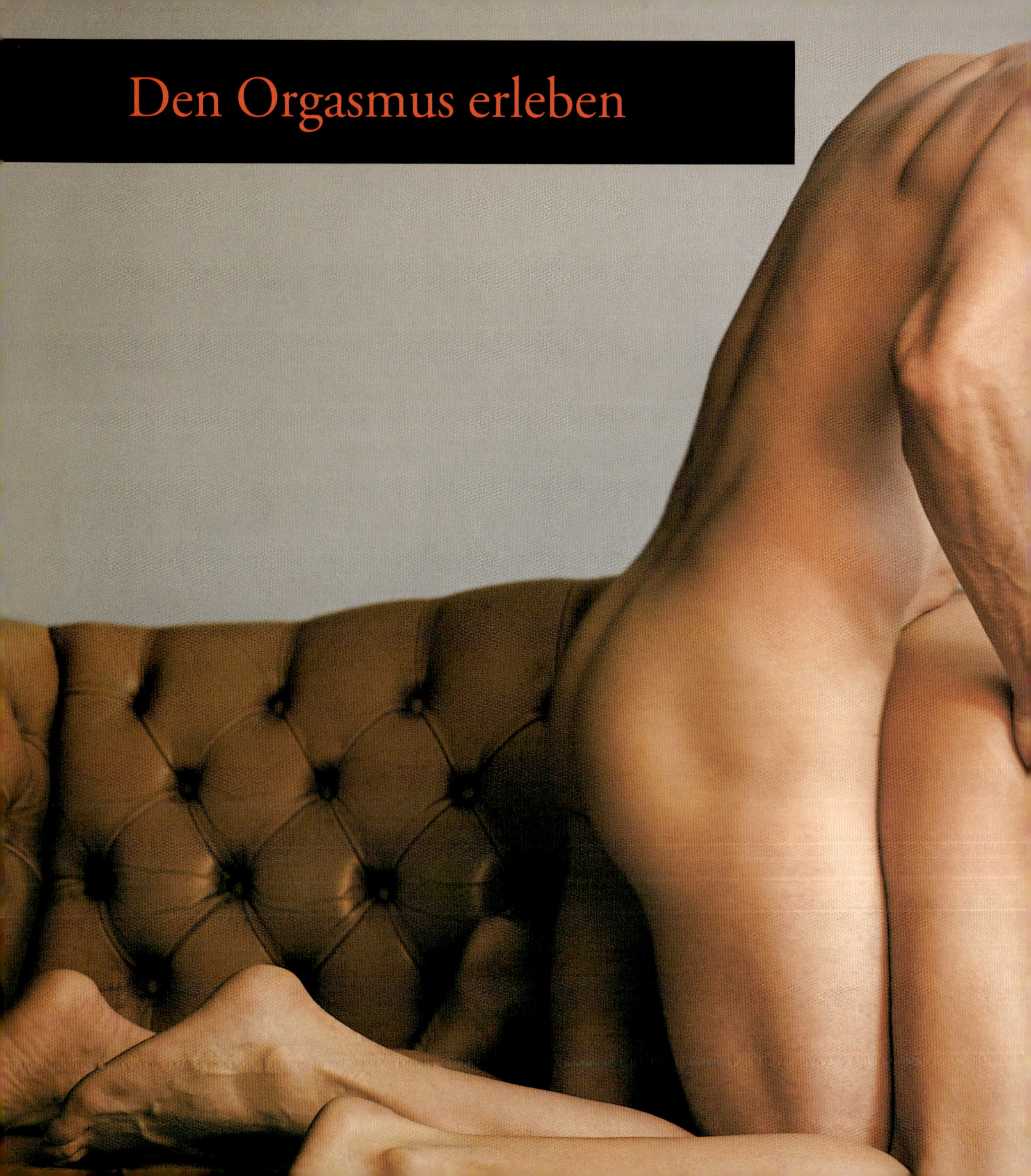

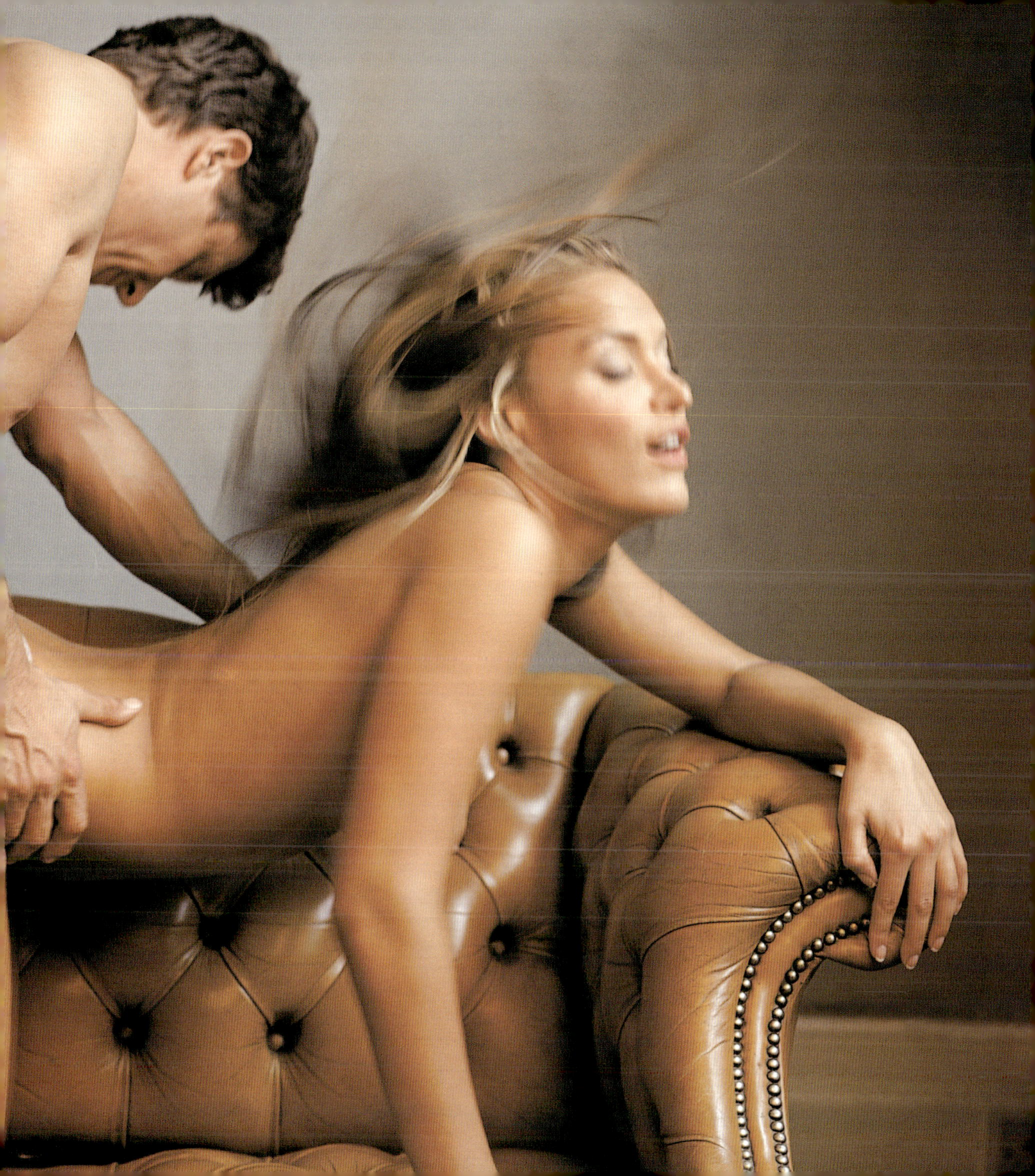

Viele Wege zum Ziel

Sie haben vom multiplen und klitoralen Orgasmus gehört; aber gibt es auch einen Orgasmus durch Fantasien – ohne Reizung der Genitalien – oder durch Stimulation der Brustwarzen? Wenn Sie sich die Zeit nehmen, Ihren Körper zu erforschen, entdecken Sie viele unerwartete erogene Zonen. Der Orgasmus ist ein psychischer Zustand, und es gibt viele Wege, ihn intensiver und besser zu machen.

Wer sagt, es sei leicht?

Eine veränderte Einstellung hat viel für den Orgasmus getan. Wir glauben nicht mehr, dass eine Frau den Höhepunkt gleichzeitig mit ihrem Partner erreichen muss, eine Meinung, die in den 1960er-Jahren weit verbreitet war. Gegen den gleichzeitigen Höhepunkt ist zwar nichts einzuwenden, aber er ist manchmal schwer zu erreichen (der Trick ist ein gutes, intensives Vorspiel). Bei einer Frau hängt die Fähigkeit, eine bestimmte Art von Orgasmus zu erreichen, auch davon ab, an welchem Punkt des Menstruationszyklus sie sich befindet, wie viel sie getrunken hat und in welcher Stimmung sie ist.

Ein Orgasmus kann intensiv sein und dennoch bis zu drei Stunden dauern!

Raum für Verbesserungen?

Zum Glück wissen wir heute, dass es viele verschiedene Orgasmusarten gibt, von denen einige viel leichter erreichbar sind als andere. Dieses Kapitel erforscht alle Orgasmen, die Männer und Frauen haben können, und erklärt genau, wie man sie erlangt. Behandelt werden nicht nur die häufigsten Arten – der klitorale, vaginale Orgasmus und G-Punkt-Orgasmus –, sondern auch weniger bekannte wie der Orgasmus durch Fantasien, der anale Orgasmus, der Brustorgasmus oder der dreistündige Orgasmus, den die Sex-Experten Steve und Vera Bodanksy studiert haben. Auch vom Osten können wir viel über sexuelle Lust lernen. Deshalb beschreibt dieses Kapitel einige der sinnlichsten Stellungen aus dem Kamasutra, dem Tantra und dem Taoismus. Der Osten legt auf den Orgasmus als Ziel weniger Wert und betrachtet den Sex als spirituelle Begegnung, an welcher der ganze Körper beteiligt ist. Diese Einstellung sollten wir Westler uns zu eigen machen.

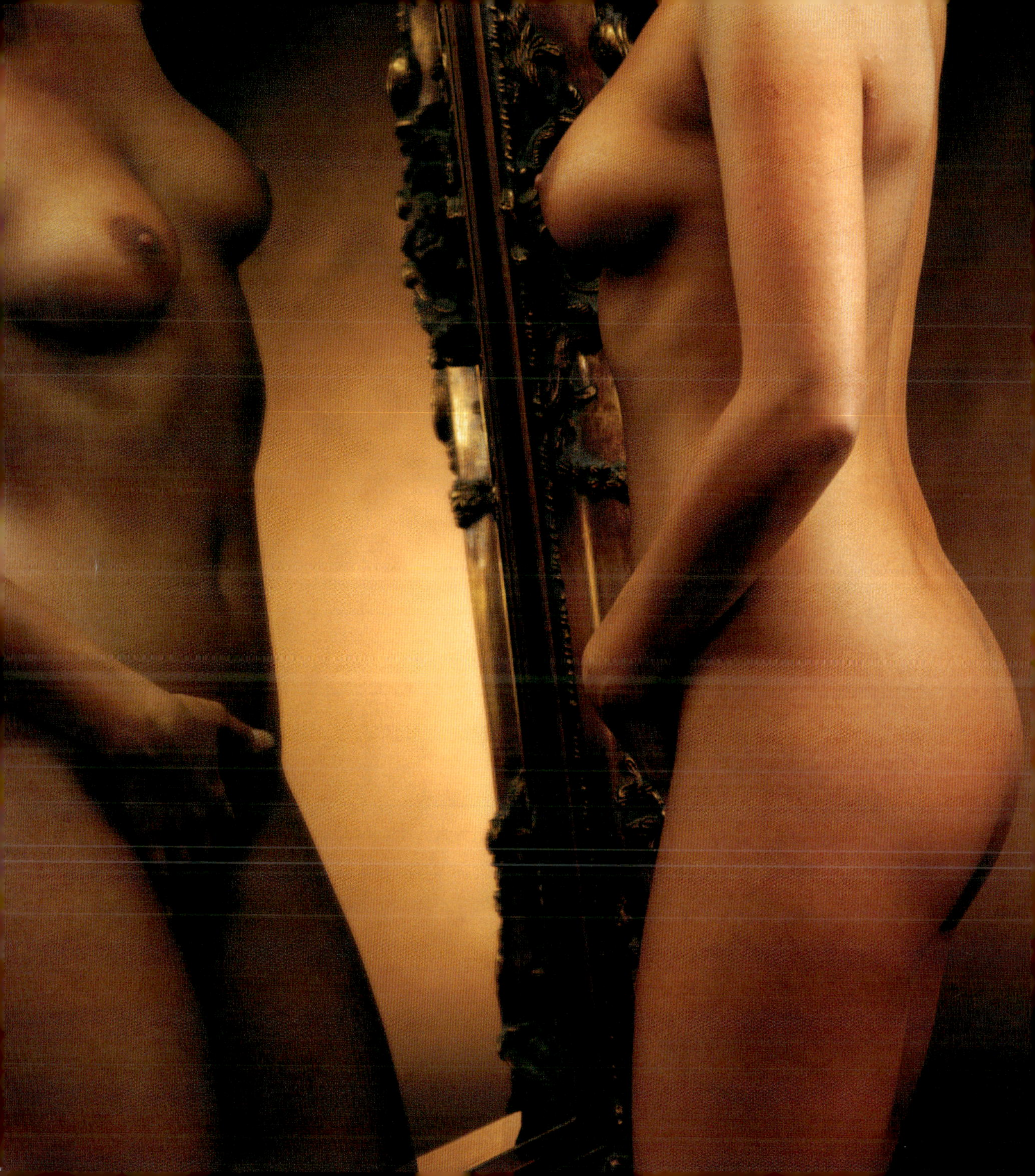

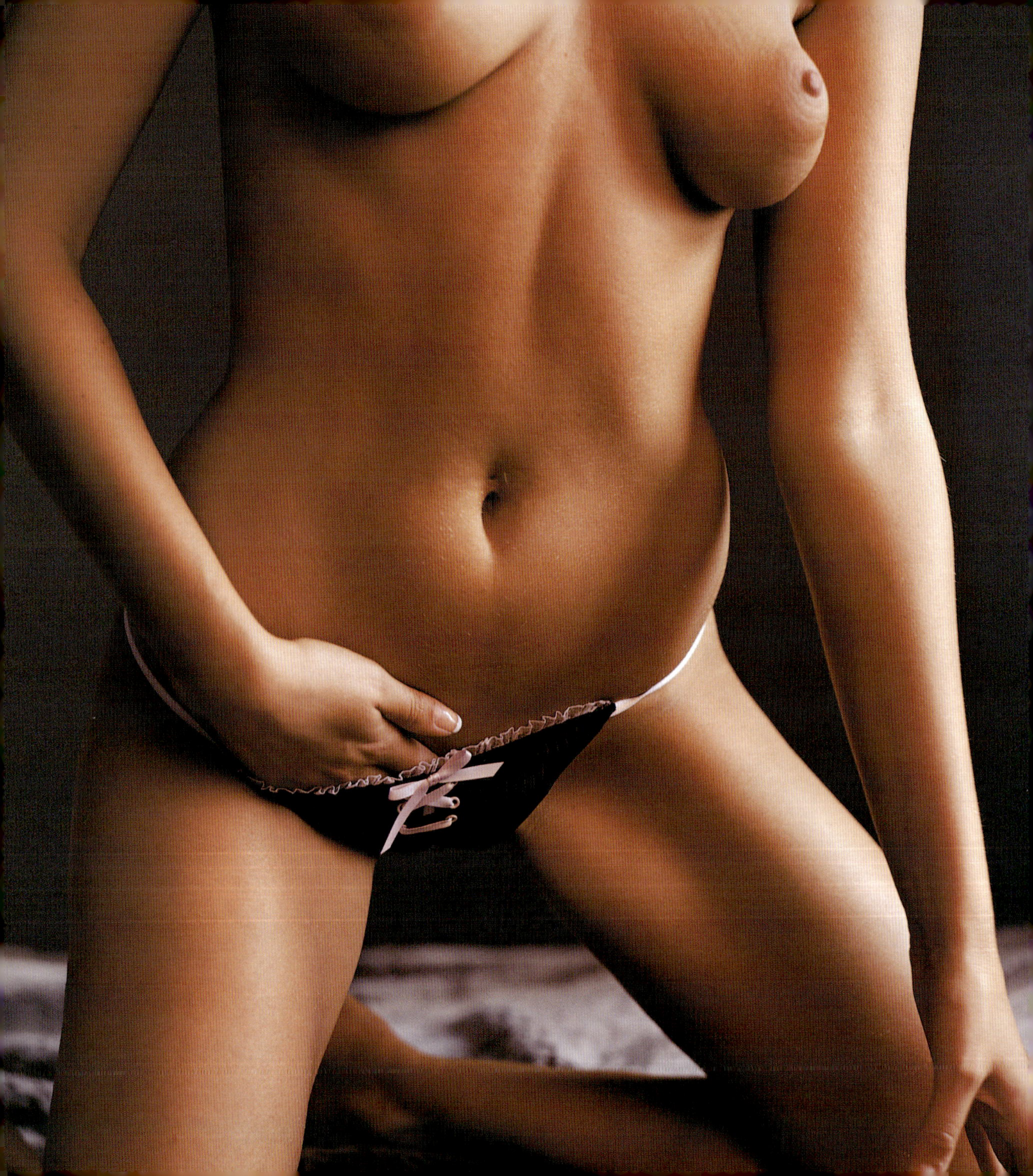

Ihre Orgasmen: klitoral

Klitorale Orgasmen kommen am häufigsten vor und sind meist am heftigsten. Die Klitoris ist ein wundersames Organ, das weit in den Körper hineinreicht. Am klitoralen Orgasmus ist das gesamte, hochempfindliche Nervensystem im Unterleib beteiligt. Wenn die Klitoris maximal stimuliert wird, spüren Sie den Orgasmus in der ganzen Vulva: in den Schamlippen, in der Klitoris, in der Harnröhre und in der Vagina.

Fingerspiele

Bitten Sie Ihren Partner, die Hand auf Ihren Venushügel zu legen und die Finger zur Klitoris hin anzuwinkeln. Er braucht eine Menge Gleitmittel und sollte die Hand kreisförmig oder hin und her bewegen, bis er einen Rhythmus findet, der Ihnen zusagt.

Sie oben

Wenn Sie erregt und in der richtigen Stimmung sind, legen Sie sich auf den Partner und führen den Penis ein. In dieser Stellung können Sie selbst dafür sorgen, dass die Klitoris gut stimuliert wird. Zudem können Sie sich freier bewegen und maximale Lustgefühle auslösen. Wenn der Orgasmus naht, sollte der Partner aufhören zu stoßen. Timing und Übung sind hier entscheidend.

Die Klitoris hat nur eine Aufgabe: einem Mädchen Lust zu spenden!

Er oben

Eine beliebte Variante der Missionarsstellung ermöglicht es dem Partner, den Kontakt mit Ihrer Klitoris beizubehalten, wenn sein Penis eingedrungen ist. Er liegt ein wenig weiter oben, so dass seine Schultern sich über Ihren befinden. Am besten dringt er nur halb ein, damit die Peniswurzel beim Stoßen die Klitoris stimuliert. Beide Bewegungen zusammen können Ihnen einen intensiven klitoralen Orgasmus verschaffen.

Brauchen Sie Hilfe?

Wenn der Partner in dieser Stellung zu schnell ermüdet, können Sie einen kleinen Vibrator an die Klitoris halten oder sie mit der Hand stimulieren, während er eindringt. Experimentieren Sie auch mit Bewegungen. Vielleicht gefallen Ihnen Seitwärtsbewegungen besser als das übliche Auf und Ab.

Ihre Orgasmen: vaginal

Es wird oft behauptet, vaginale Orgasmen seien umfassender als klitorale, weil mehr Körperteile dabei mitwirkten. Am vaginalen Orgasmus ist ein anderes Nervensystem beteiligt – das des Beckens und des Unterbauchs –, und er bezieht die Gebärmutter und deren Hals sowie die Genitalien mit ein. Auch die Empfindungen sind anders. Beim klitoralen Orgasmus bewegt die Gebärmuter sich nach oben und hinten, beim vaginalen nach unten. Vaginale Orgasmen sind seltener als klitorale und meist schwerer zu erreichen.

Sie oben

Legen Sie sich auf den Partner, und machen Sie kreisförmige Bewegungen, während er stößt. So stimulieren Sie die Klitoris und die Vagina zugleich. In dieser Stellung können Sie auch herausfinden, ob Ihnen ein tieferes Eindringen gefällt, und Sie können die Stöße und den Druck steuern. Als Variante wenden Sie sich den Füßen des Partners zu. Jetzt können Sie sich anders bewegen und neue Empfindungen genießen. Zudem ist es interessant, eine neue Stellung zu probieren, und deshalb ein Quäntchen aufregender.

Für einen vaginalen Orgasmus müssen Sie ziemlich erregt sein

Er oben

Schieben Sie beim Sex in der Missionarsstellung ein Kissen unter die Hüften, um diese anzuheben. Sie können auch die Knie an die Brust ziehen. So kann der Partner tief eindringen, und Sie spüren seine Stöße am Gebärmutterhals. Man glaubt, dass diese Stellung eine Empfängnis begünstigt, weil der Gebärmutterhals angehoben wird, so dass die Spermien leichter nach oben schwimmen können. Wenn Sie schwanger werden wollen, legen Sie sich nach dem Orgasmus eine halbe Stunde flach auf den Rücken und bewegen sich nicht. (Wer könnte dagegen etwas einwenden?)

Brauchen Sie Hilfe?

Probieren Sie bei der Selbstbefriedigung einen größeren Vibrator, und trainieren Sie Ihre Beckenbodenmuskeln, damit Ihre Orgasmen intensiver werden.

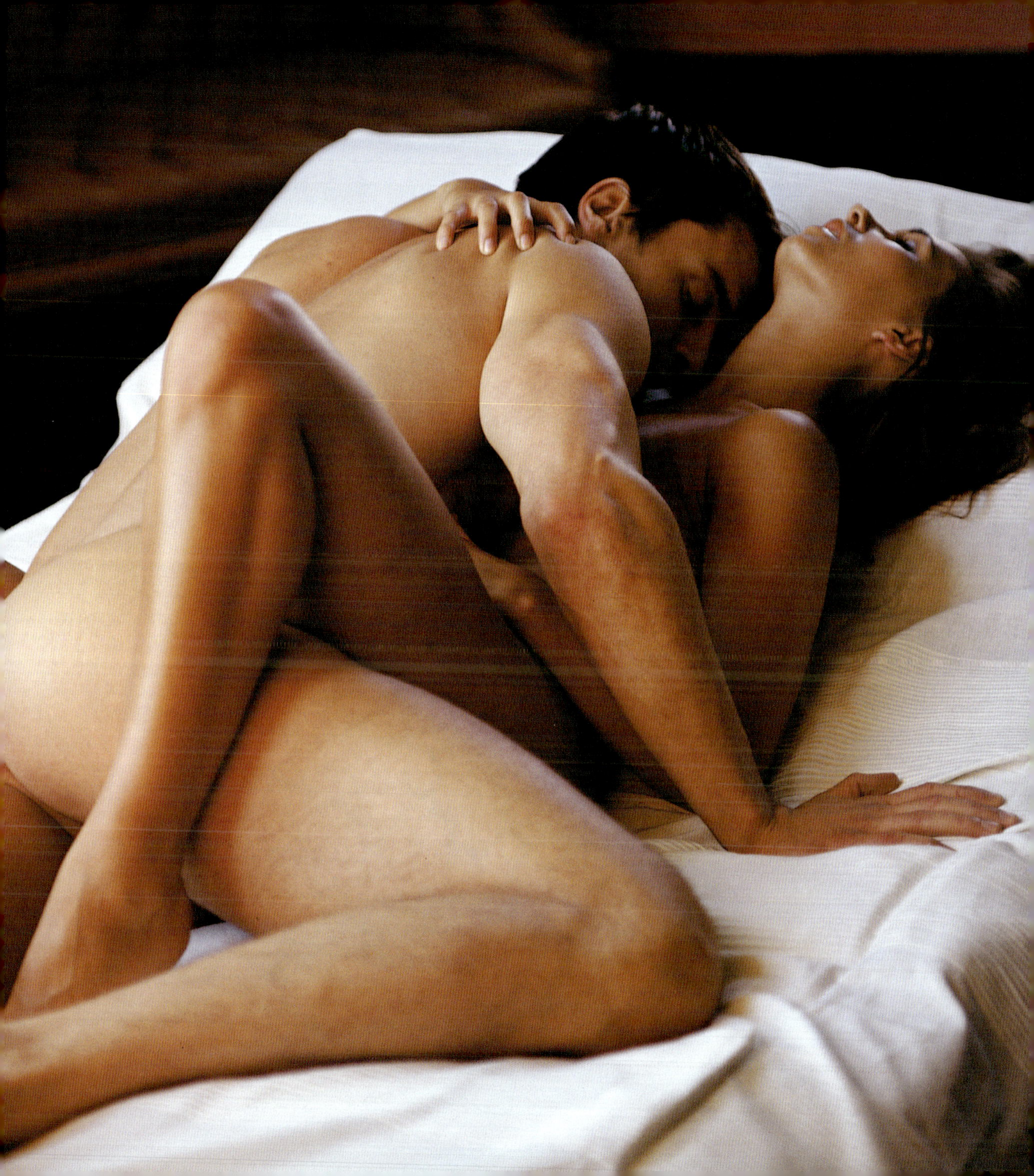

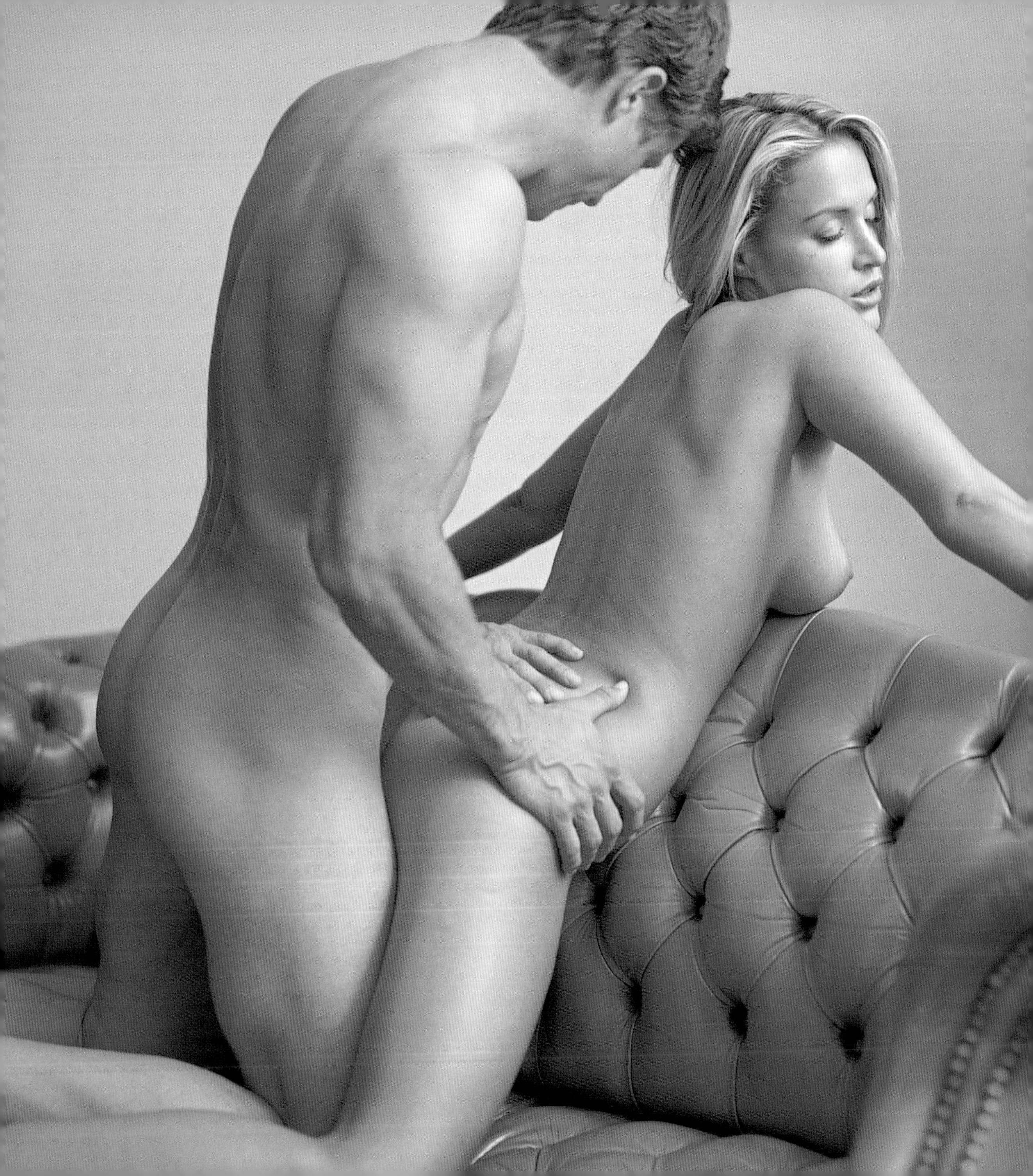

Ihre Orgasmen: G-Punkt

Man nimmt an, dass die Stimulierung des G-Punktes bei der Frau einen tiefen, intensiven Orgasmus und eine Ejakulation auslösen kann. Wie beim vaginalen Orgasmus explodiert beim G-Punkt-Orgasmus das Nervensystem des Beckens und des Unterbauchs; die Gebärmutter senkt sich, und der Orgasmus ist heftig und umfassend.

Sie oben

Sie sitzen auf dem Partner und wenden ihm den Rücken zu, während er eindringt. Der Winkel der Vagina in dieser Stellung erleichtert es dem Penis, den G-Punkt zu treffen; außerdem können Sie die Tiefe und das Tempo der Stöße steuern. Der G-Punkt reagiert am besten auf konstanten, unmittelbaren Druck und kräftige Stöße. Als Variante gehen Sie in die Hocke, anstatt auf dem Partner zu sitzen (dafür brauchen Sie kräftige Muskeln in den Schenkeln).

Hündchenstellung

Sie knien auf allen Vieren und stützen sich auf dem Bett, auf einem Stuhl oder auf der Treppe ab, während der Partner im Stehen von hinten eindringt und Sie dabei an den Hüften festhält. Sein Penis erreicht den G-Punkt jetzt besser, als wenn Sie flach auf dem Rücken liegen. Um den Winkel und die Tiefe der Stöße zu verändern, heben Sie den Oberkörper an oder senken ihn auf die Ellbogen.

Brauchen Sie Hilfe?

Es gibt keine richtige Methode, den G-Punkt zu stimulieren, zumal seine Größe und seine Empfindlichkeit unterschiedlich sind. Am besten üben Sie allein, ehe Sie es mit Ihrem Partner probieren; dann können Sie ihn anleiten (siehe Seite 32). Ein G-Punkt-Vibrator erleichtert das Vorhaben.

Habe ich ejakuliert?

Die weibliche Ejakulation ist umstritten. 1981 schätzten die Forscher Whipple und Perry, dass rund 10 Prozent aller Frauen ejakulieren. Spätere Studien deuten auf eine größere Zahl hin. Druck auf den G-Punkt löst bei manchen Frauen die Bildung einer Flüssigkeit aus (meist etwa einen Teelöffel voll), die der Prostataflüssigkeit des Mannes ähnelt. Das ist völlig normal, aber es könnte Sie und Ihren Partner überraschen.

Ihre Orgasmen: mehrfach

Fragen Sie eine Frau, ob sie jemals mehrere Orgasmen hintereinander hatte, und die Antwort lautet wahrscheinlich nein. Das ist bedauerlich. Vielleicht ist eine psychische Blockade der Grund, denn wir haben uns selbst eingetrichtert, dass wir nur einen Orgasmus haben können oder dass die Klitoris nach dem Orgasmus zu empfindlich ist, um weitermachen zu können. Geben Sie nicht auf! Studien belegen, dass alle Frauen zu mehrfachen Orgasmen imstande sind.

Glück für uns

Multiple Orgasmen sind bei Frauen wahrscheinlicher als bei Männern, die nach einem Orgasmus meist schlafen oder sich wenigstens ausruhen wollen. Bei Frauen können multiple Orgasmen als Wogen zunehmender Lust oder mit kurzen Zwischenpausen nacheinander auftreten. Der Trick besteht darin, nach dem ersten erregt zu bleiben.

Fingerspiele

Hören Sie auf, die Klitoris zu stimulieren, wenn Sie beim Masturbieren einen Orgasmus erreicht haben; denn sie ist dann so empfindlich, dass sie eine direkte Stimulation nicht erträgt. Streicheln Sie stattdessen die Schamlippen und die Vagina eine Minute, und spielen Sie dann wieder mit der Klitoris, bis Sie erneut in Erregung geraten. Fantasieren Sie, und denken Sie an Sex. Der zweite Orgasmus kann intensiver sein als der erste – oder nur ein leichtes Zucken.

Orale Spiele

Wenn Sie den ersten Orgasmus mit dem Partner erreicht haben, sollte er Sie danach oral stimulieren, um andere, intensivere Empfindungen auszulösen. Das genügt vielleicht schon, um Sie wieder auf den Gipfel zu bringen. Der Partner sollte die Klitoris meiden und mit der Zunge die Genitalien oder die Scheidenöffnung stimulieren, bis Sie wieder erregt sind. Am besten fängt er behutsam an und erhöht Tempo und Druck, sobald Ihr Körper reagiert.

Brauchen Sie Hilfe?

Atmen Sie während des ersten Orgasmus und danach tief, und winden Sie sich, um Energie freizusetzen. Steigern Sie die sexuelle Spannung durch die Vorstellung, einen Orgasmus zu haben. Probieren Sie verschiedene Techniken aus, und stellen Sie fest, wie lange die Klitoris sich vor einer erneuten Stimulation erholen muss. Schwelgen Sie in Fantasien, oder schauen Sie einen Pornofilm an – tun Sie, was Sie brauchen, damit Sie erregt bleiben.

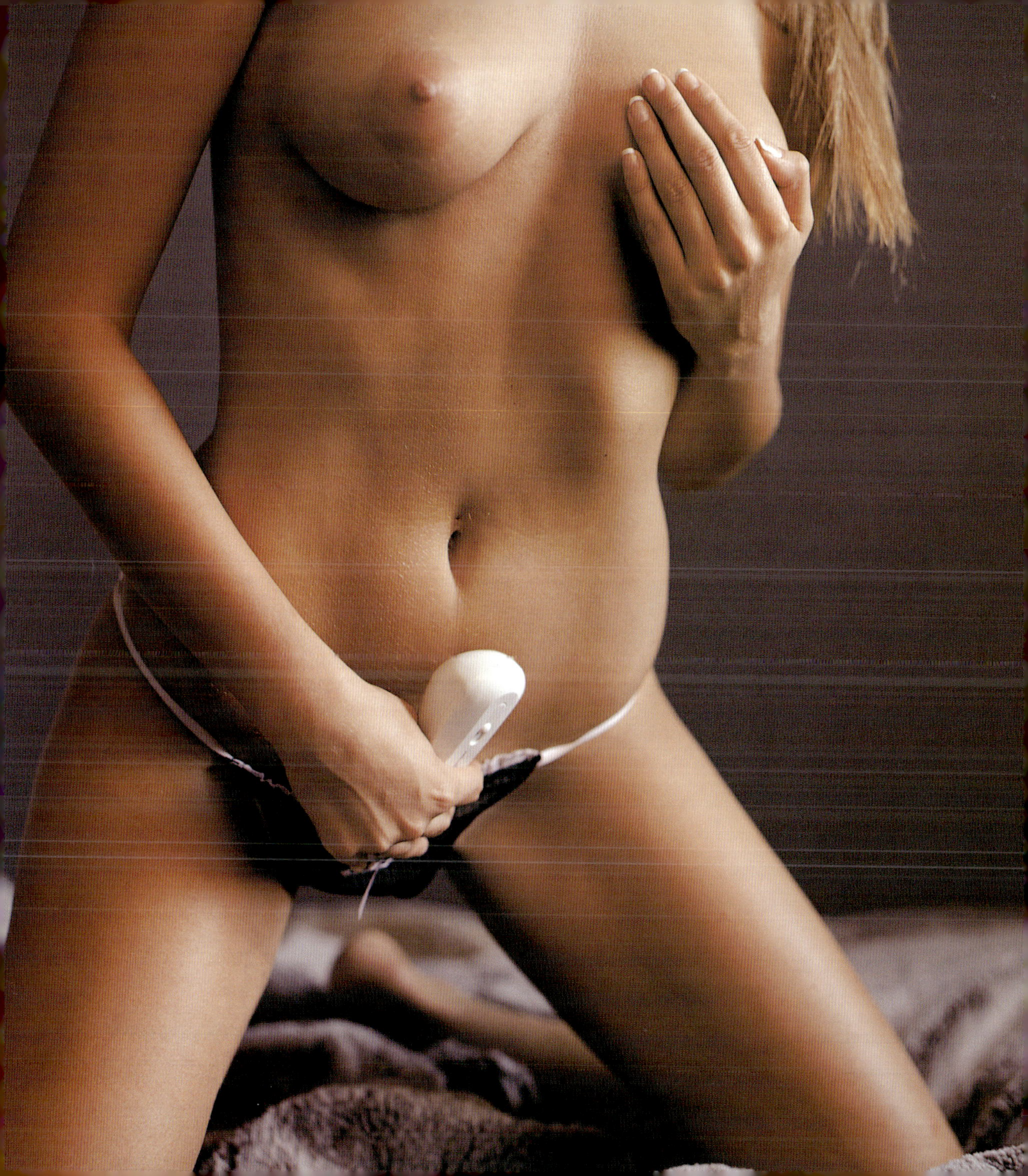

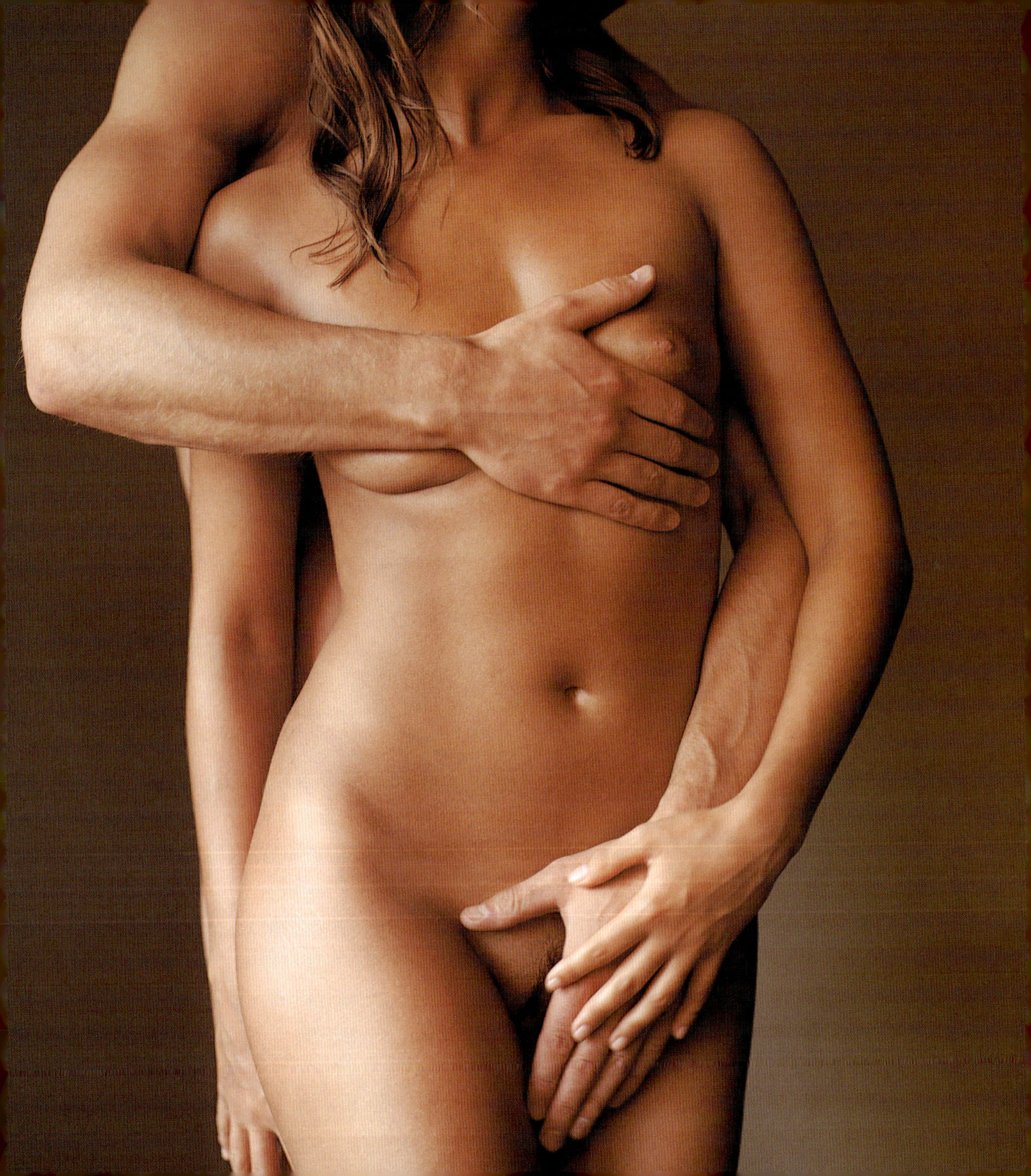

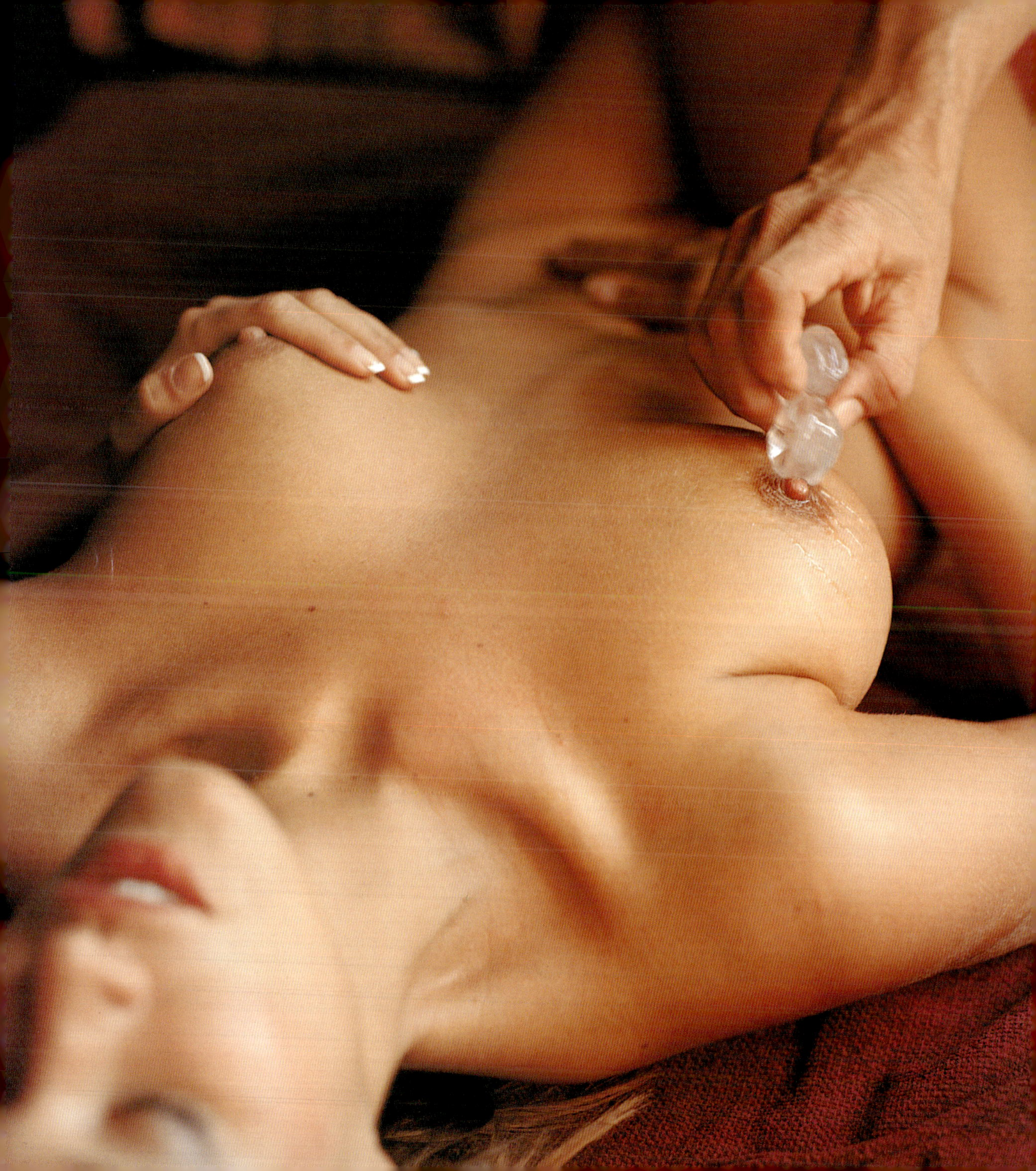

Ihre Orgasmen: Fantasien

Einige Frauen erreichen den Orgasmus mit Hilfe ihrer Fantasie – ohne jede genitale Stimulation! Stellen Sie sich die Möglichkeiten vor. Eine Studie an der Rutgers University belegte 1992, dass Kinsey Recht hatte: Es gibt »Fantasie-Orgasmen«.

Spiele im Kopf

Grenzen setzt hier nur Ihre Fantasie. Entspannen Sie sich im Bad, berühren Sie sich überall, schauen Sie einen Pornofilm an, lesen Sie eine erotische Geschichte. Genießen Sie Tagträume. Wenn ein sexuelles Szenario Sie heiß macht, bauen Sie es aus. Wichtig ist, dass Sie Ihrer Fantasie freien Lauf lassen. Je öfter Sie fantasieren, desto besser werden Ihre Orgasmen. Vielleicht werden Sie an bestimmten Tagen im Monat leichter erregt, weil die Hormone Ihre Fantasien verstärken.

Den Partner einbeziehen

Bitten Sie ihn, eine erotische Geschichte – vielleicht eine, die Sie geschrieben haben – vorzulesen. Tanzen Sie für ihn, oder bitten Sie ihn um eine heiße Nummer. Probieren Sie ein Rollenspiel. Wenn Sie erregt werden, spannen Sie die Beckenbodenmuskeln an. Das stimuliert die Genitalen und kann einen Orgasmus auslösen.

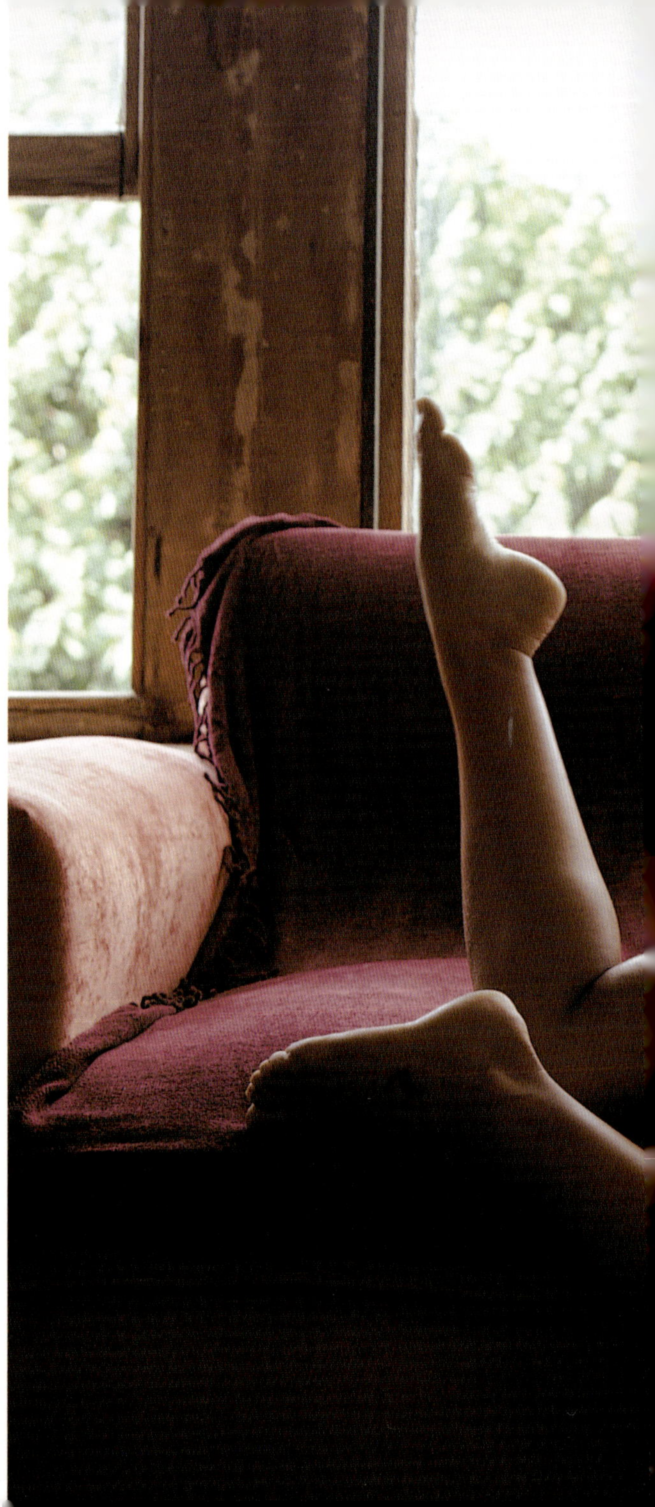

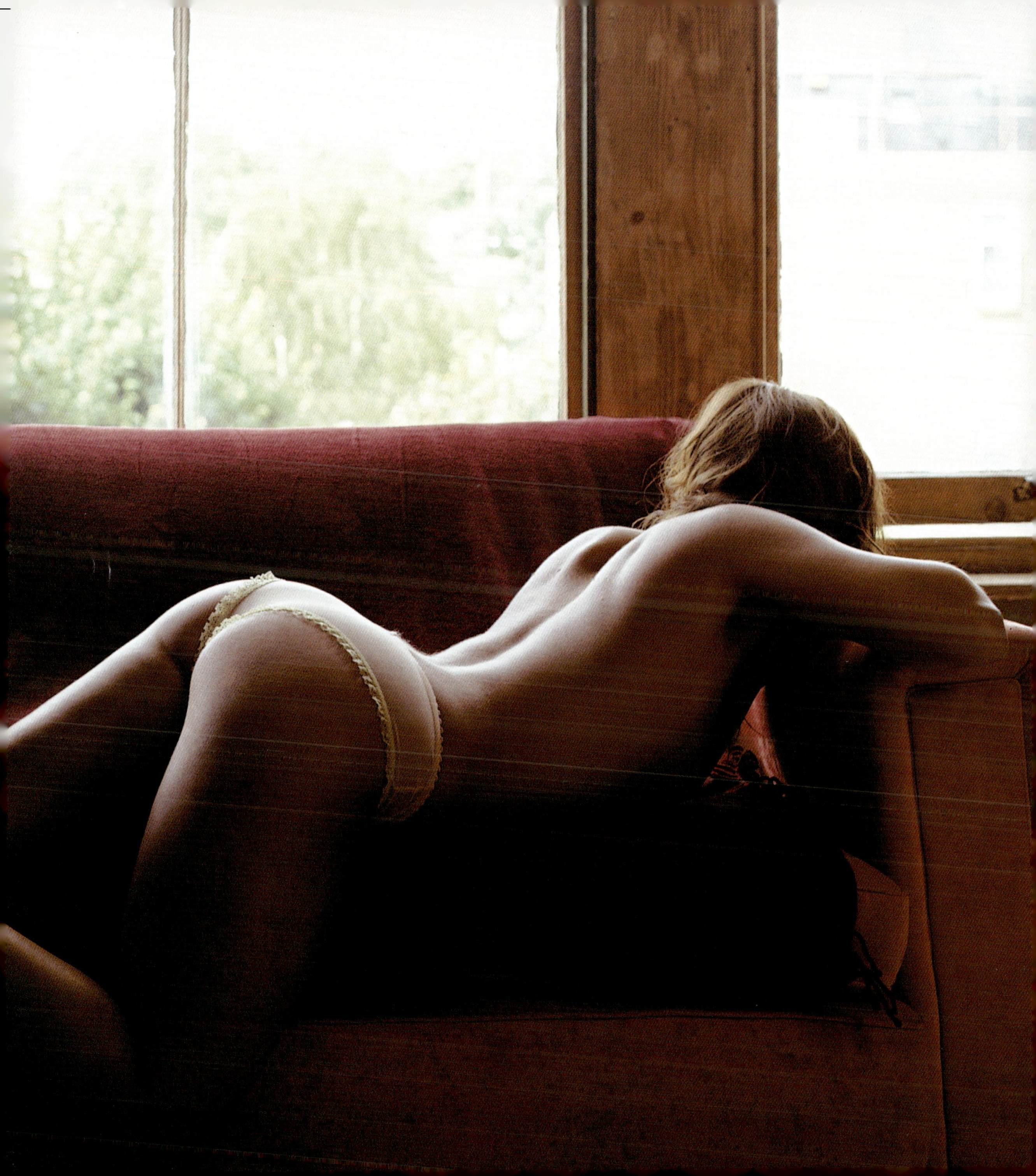

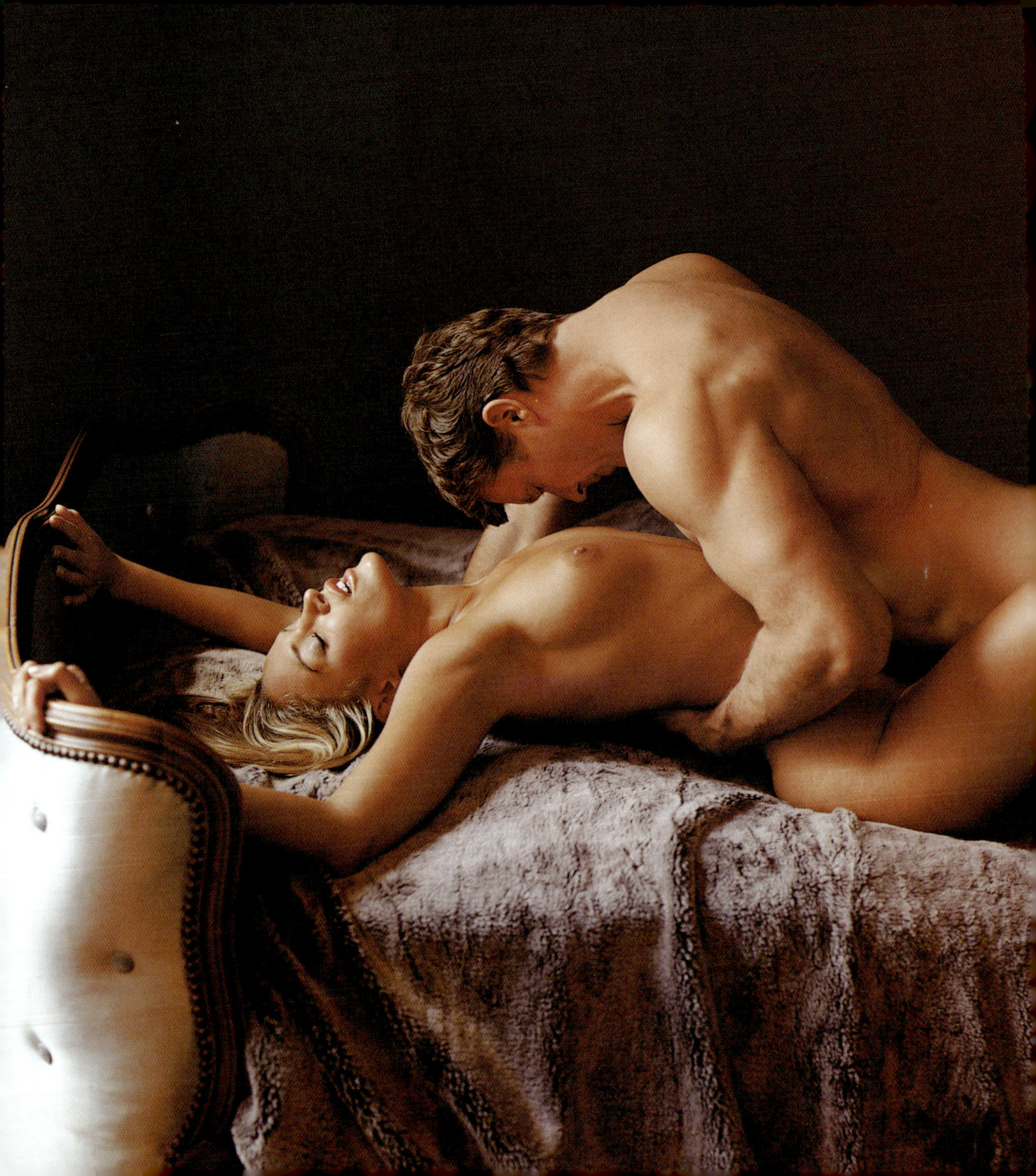

Ihre Orgasmen: gleichzeitig

Es ist schön, den Orgasmus gleichzeitig mit dem Partner zu erreichen, doch leider kommt es selten vor. Sie brauchen nämlich länger, um heiß zu werden; und wenn Sie endlich bereit sind, ist Ihr Partner wahrscheinlich schon gekommen und gegangen und muss Ihnen den Rest geben! Machen Sie sich also keine Sorgen. In gewisser Weise ist es aufregender zu beobachten, wie er das Spiel genießt und was ihn auf den Gipfel bringt. Danach können Sie sich in Ihrer eigenen Ekstase verlieren. Es gibt aber einige Möglichkeiten, gleichzeitige Orgasmen wahrscheinlicher zu machen.

Sie oben

Diese Stellung eignet sich gut für einen gemeinsamen Orgasmus, weil Sie das Tempo und die Tiefe der Stöße steuern können. Sie können sich frei bewegen und den Rumpf so anwinkeln, dass die Klitoris optimal stimuliert wird. Da Ihre Hände frei sind, können Sie auch einen kleinen Vibrator an der Klitoris benutzen.

Gleichzeitige Orgasmen sind meist Zufall

Er oben

Vielleicht klappt es in der leicht abgewandelten Missionarsstellung (siehe Seite 77), denn Ihr Schambein hat immer Kontakt mit dem des Partners. Er kann flach eindringen und das Schambein und die Peniswurzel kreisförmig an Ihrer Klitoris reiben. Dieser ständige Kontakt mit der Klitoris hilft Ihnen, den Höhepunkt schneller zu erreichen und Ihr Erregungsniveau dem des Partners anzugleichen.

Brauchen Sie Hilfe?

Wenn Sie beide gleichzeitig einen Orgasmus haben wollen, sorgt ein ausgedehntes Vorspiel dafür, dass Sie ebenso erregt sind wie der Partner. Bitten Sie ihn, Sie erotisch zu massieren und dann Ihre Klitoris mit der Hand oder mit dem Mund zu stimulieren. Wenn Sie dem Orgasmus nah sind, geben Sie ihm ein Zeichen, und er macht eine Pause. Wenn er das mehrere Male tut, sind Sie für den Orgasmus bereit, sobald er eindringt.

Ihre Orgasmen: der ganze Körper

Klingt das fantastisch? Es ist fantastisch! Der Psychoanalytiker Wilhelm Reich sprach in den 20er-Jahren des letzten Jahrhunderts als Erster vom Ganzkörperorgasmus und behauptete, der Körper und das Universum seien von sexueller Energie erfüllt. Ein Ganzkörperorgasmus beschränkt sich nicht auf die Genitalien, sondern überflutet Sie vom Kopf bis zu den Zehen mit Wogen der Lust. Sie erreichen ihn leichter, wenn Sie Ihren Körper gut kennen und seine sexuelle Spannung bewahren. Spiele mit einer unterwürfigen und einer dominanten Rolle begünstigen Ganzkörperorgasmen, weil Schmerz und Lust den ganzen Körper wach machen.

Wecken Sie den Körper auf

Stimulieren Sie den ganzen Körper, nicht nur die Genitalien. Beginnen Sie mit dem Gehirn: Fantasieren Sie, lesen Sie erotische Texte. Machen Sie Konzentrationsübungen, die Ihnen und Ihrem Partner helfen, sich auf den Körper einzustimmen (siehe Seite 138). Nehmen Sie sich einen Abend lang Zeit, einander zu verwöhnen. Berühren Sie einander überall – aber meiden Sie anfangs die Genitalien –, um sexuelle Energie aufzubauen.

Der ganze Körper wird zu einer großen erogenen Zone

Bauen Sie Spannung auf

Bringen Sie einander nicht zum Orgasmus, wenn Sie sich den Genitalien zuwenden. Sobald Sie erregt sind, sollte der Partner eine Minute Pause machen und dann wieder mit Ihnen spielen. Wenn Sie dem Orgasmus nah sind, schließen Sie die Augen und visualisieren den Höhepunkt als Licht, das den ganzen Körper erfüllt und das Sie in jedem Körperteil spüren. Jetzt ist der ganze Körper sensibilisiert, und der Orgasmus wird erotischer und stärker als sonst. Nach einigem Üben werden Sie feststellen, dass Ihre Orgasmen intensiver und absolut überwältigend werden. Auch das Tantra strebt Ganzkörperorgasmen an und kennt mehrere Techniken, die Sie probieren können (siehe Seite 116–121).

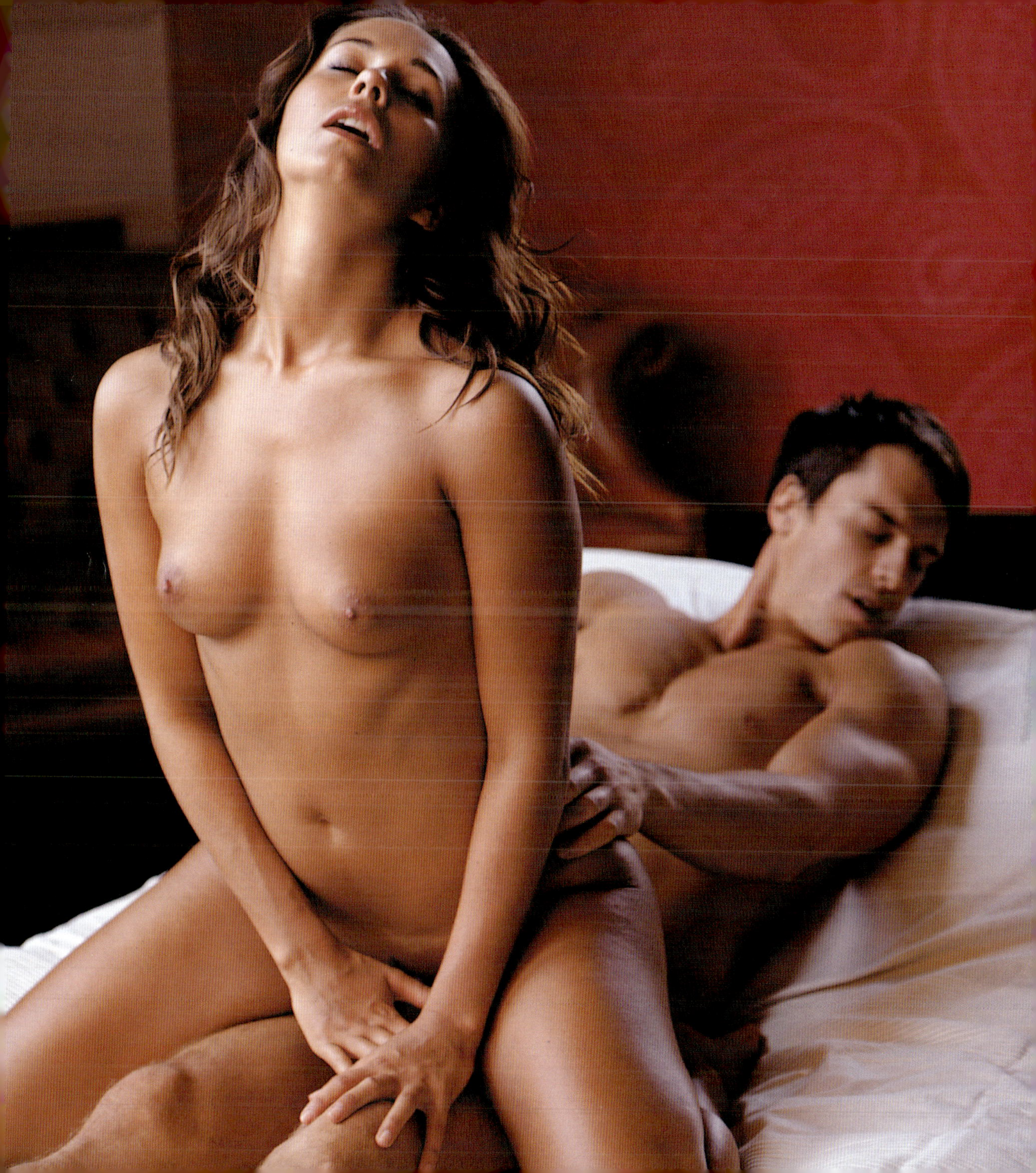

Ihre Orgasmen: U-Punkt

Die Urethra (Harnröhre) ist an drei Seiten von der Klitoris umgeben; darum fühlt es sich ziemlich gut an, wenn diese Körperzone stimuliert wird. Sie finden die Urethra unter der Klitoris und über dem Scheideneingang. Viele Frauen kommen gar nicht auf die Idee, sich an dieser Stelle zu stimulieren, weil sie die Urethra eher mit Urinieren als mit sexueller Lust verbinden. Versuchen Sie es trotzdem – Sie werden eine Fülle neuer, köstlicher Empfindungen entdecken!

Zungenspiel

Um den U-Punkt zu finden, öffnet Ihr Partner die kleinen Schamlippen. Er kann die Öffnung und ihre Umgebung zunächst behutsam lecken. Damit Sie einen U-Punkt-Orgasmus erleben, sollte er einige Zeit konstanten Druck ausüben.

Sie oben

Diese Stellung eignet sich gut für die Stimulierung des U-Punkts, denn der genitale Kontakt ist optimal. Beim Sex setzen Sie sich mit weit gespreizten Beinen auf den Partner und beugen sich vor, so dass die Vulva sich an seinem Penis und seinem Schambein reibt. Dabei wird Druck auf die Urethra ausgeübt, und Sie kommen allmählich zum Orgasmus.

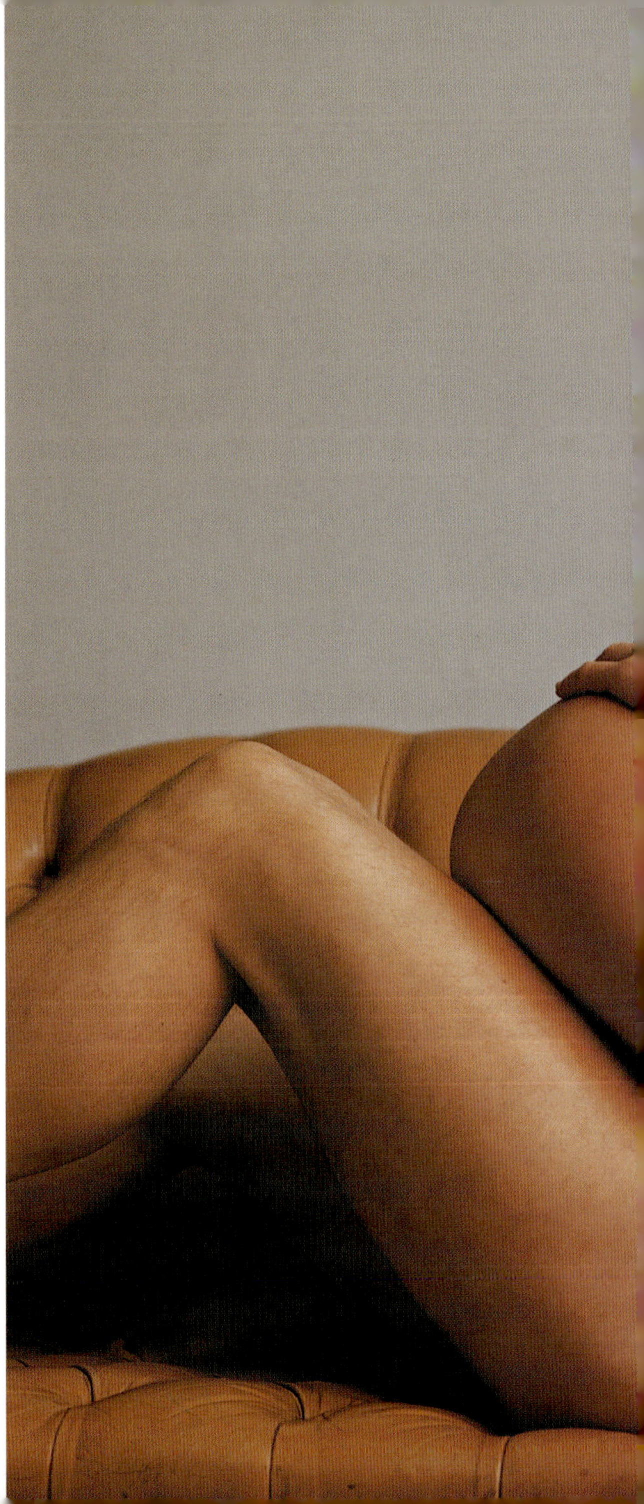

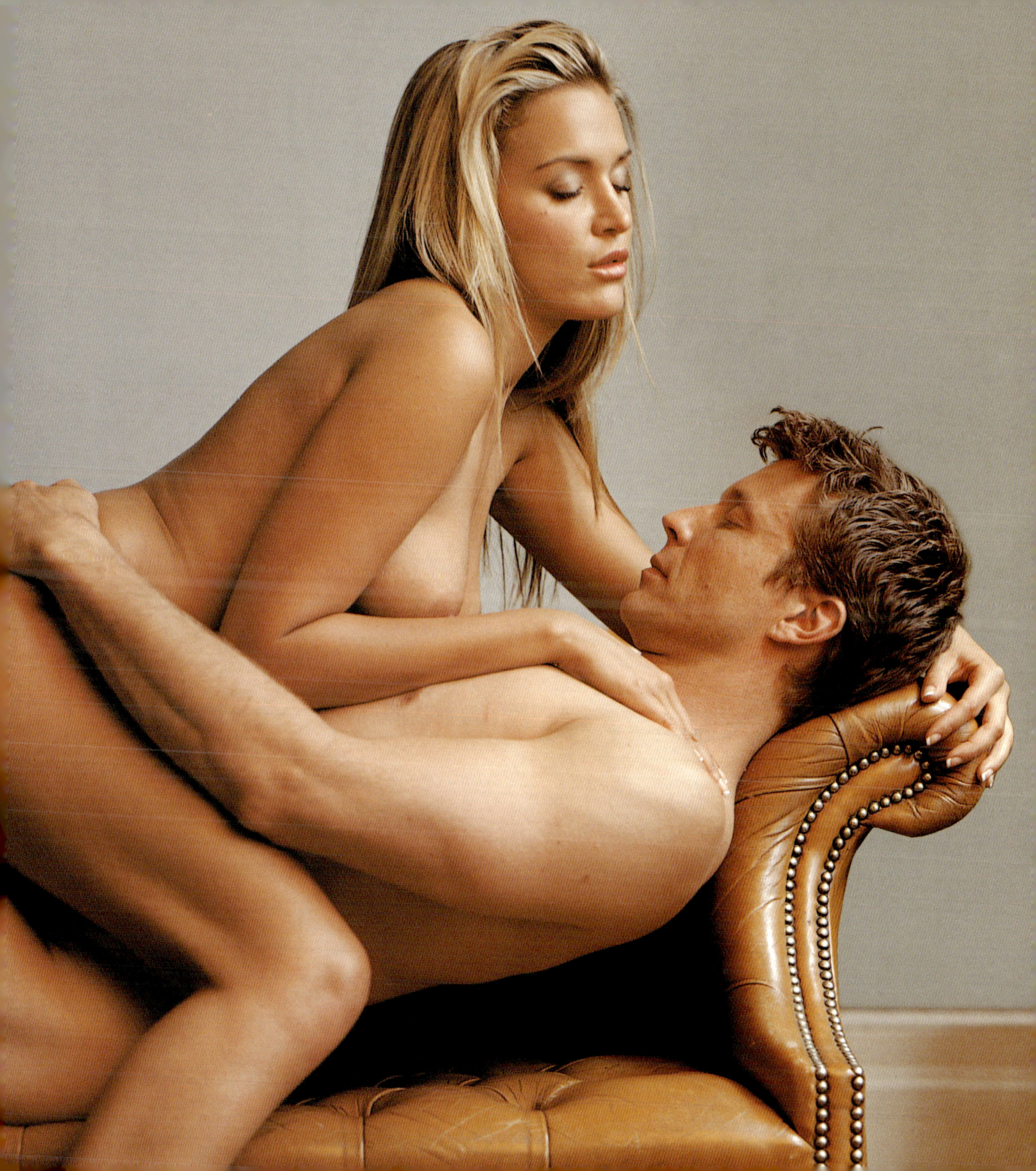

Sein Orgasmus: manuell

Wenn Sie wissen, wie Sie Ihren Partner mit der Hand stimulieren können, fühlen Sie sich im Bett selbstsicher und bereiten ihm höchste Lust. Am meisten lernen Sie, wenn Sie ihm beim Masturbieren zuschauen. Dann sehen Sie, wie er verschiedene Techniken anwendet und den Druck variiert, um den Orgasmus zu erreichen.

Ein fester Händedruck

Lernen Sie, Ihren Partner mit der Hand zu befriedigen – dadurch steigt Ihr sexuelles Selbstvertrauen enorm. Um ihm ein wirklich sensationelles Erlebnis zu verschaffen, sollten Sie reichlich Gleitmittel verwenden und Ihre Spielzeugkiste in Reichweite haben. Experimentieren Sie mit verschiedenen Stoffen, um die Wirkung zu variieren und den Partner zappeln zu lassen. Probieren Sie Seidenschals, Ihren Vibrator, eine Perlenkette, Ihren Mund – alles, was Spaß macht.

Verbinden Sie Ihrem Partner die Augen, damit er nicht weiß, was Sie als Nächstes tun

Lustschraube

Die Sexologin Lou Paget empfiehlt eine Technik, die Sie »Ode an Bryan« nennt, weil ein Freund dieses Namens ihr an einem Löffel gezeigt hat, was Männer mögen. Halten Sie den Penis mit einer Hand fest. Die Handfläche ist von Ihnen abgewandt, der Zeigefinger liegt knapp über den Hoden. Nun bewegen Sie die Hand gleichmäßig auf und ab, und wenn Sie die Eichel erreichen, stellen Sie sich vor, den Deckel eines Glases aufzuschrauben. Ihre Hand macht keine Pause, sondern wiederholt die ganze Bewegung mehrere Male. Für Ihren Partner ist das »Öffnen des Glases« ein Genuss, denn die Eichel ist mit Nervenenden gespickt und extrem empfindlich. Wenn er ejakuliert, machen Sie noch ein paar Mal weiter und reiben dabei das Sperma in den Penis.

Brauchen Sie Hilfe?

Probieren Sie auch die tantrische Lingam-Massage, die auf Seite 43 beschrieben wird. Sie eignet sich als Vorspiel oder als höchst erotisches Erlebnis eigener Art.

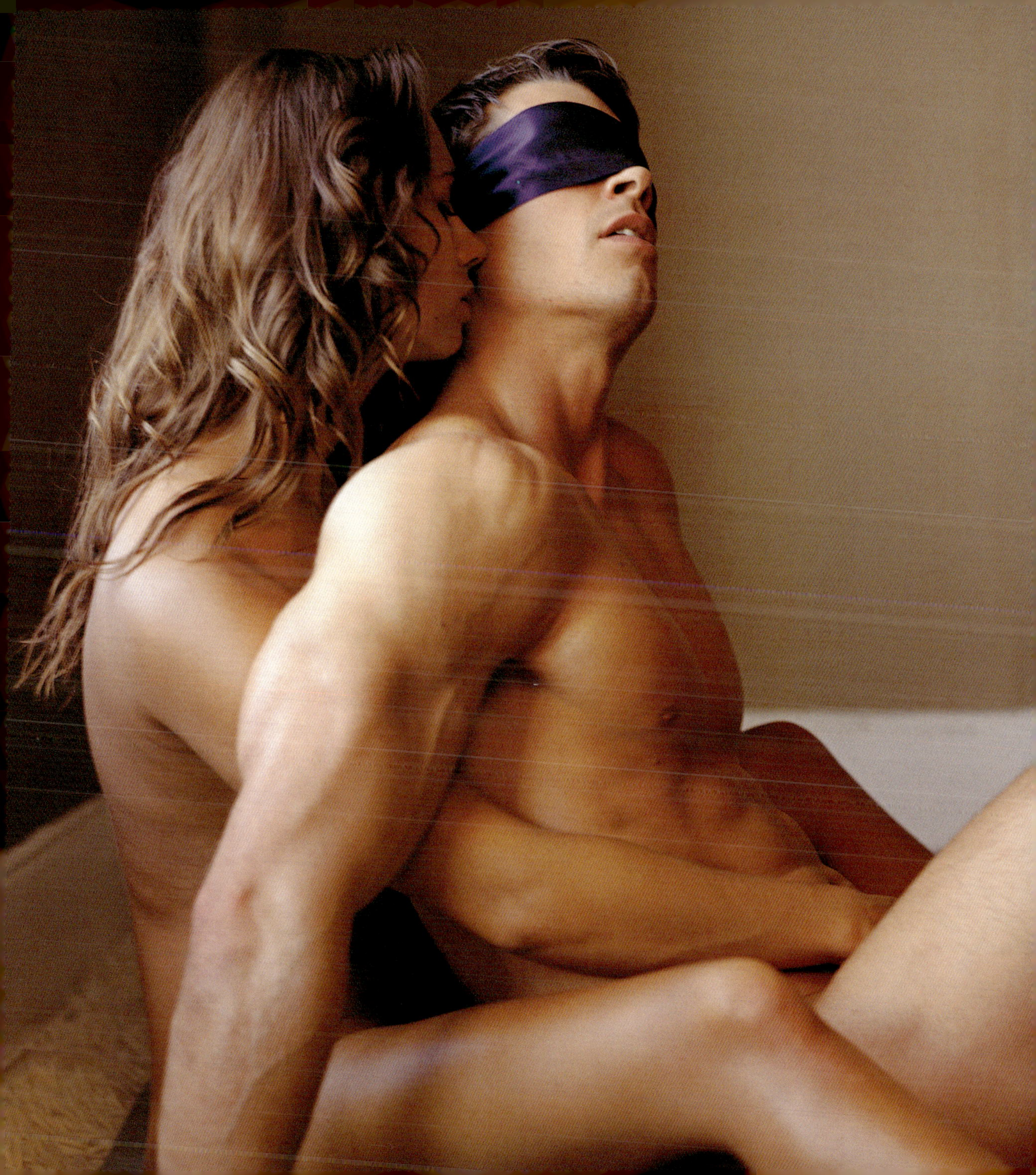

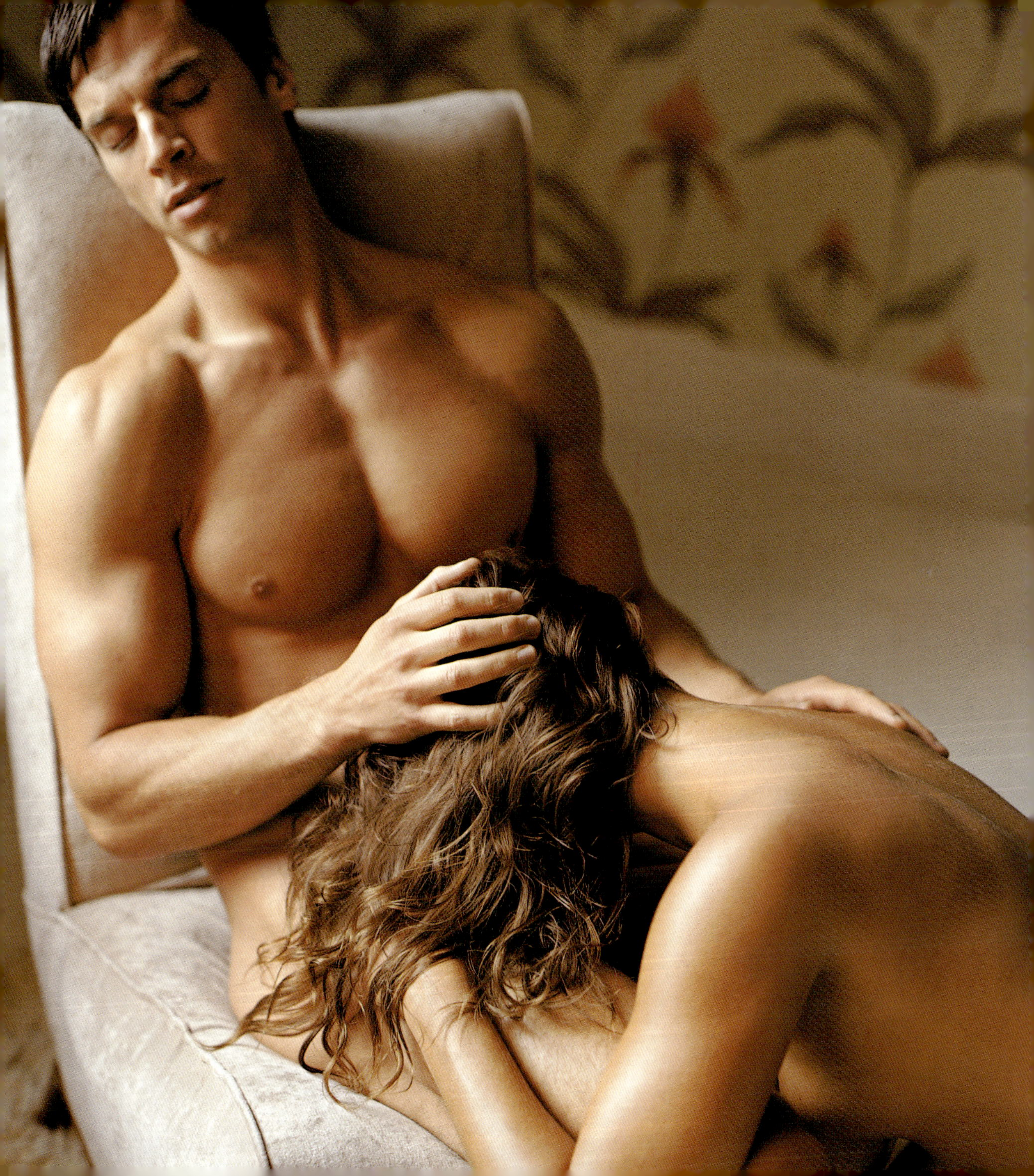

Sein Orgasmus: oral

Der orale Orgasmus ist für die meisten Männer der Gipfel der Lust. Manche finden ihn noch lustvoller als den Orgasmus in der Partnerin. Ein oraler Orgasmus ist so gut, weil Ihre Zunge feucht, warm und geschmeidig ist und Körperteile erreicht, die Sie auf andere Weise nicht erreichen würden. Beim Oralsex ist es beispielsweise einfacher, das dünne Bändchen an der Unterseite der Eichel zu stimulieren – das macht ihn wild. Lesen Sie weiter, und finden Sie heraus, wie Sie Ihren Partner zum oralen Orgasmus bringen (weitere Ideen für ein erregendes orales Vorspiel finden Sie auf Seite 38).

Umwerfender Oralsex

Streichen Sie zunächst mit der Zunge und den Händen einige Male am Penis auf und ab. Nehmen Sie das Glied aber erst in den Mund, wenn es steif ist. Die Eichel ist der empfindlichste Teil; darum ist es herrlich für ihn, wenn Sie sie wiederholt in den Mund nehmen und loslassen. Viele Männer mögen das allumfassende Gefühl, »verschlungen« zu werden. Denken Sie daran, die Kiefer locker und die Zähne hinter den Lippen zu lassen, um ihn nicht zu beißen. Wenn Ihr Mund müde wird, benutzen Sie die Hände oder einen Vibrator. Variieren Sie den Druck, und massieren Sie den Penis, bis Sie einen Rhythmus finden, der dem Partner gefällt.

Kurz vor dem Orgasmus ist stetiger, konstanter Druck am besten. Wenn Sie auch andere Körperteile stimulieren, erreicht er den Höhepunkt vielleicht schneller. Spielen Sie mit den Brustwarzen, lecken Sie die Hoden, und stimulieren Sie die Prostata. Wenn Sie nicht wollen, dass er in Ihren Mund ejakuliert, sollte er Ihnen rechtzeitig ein Zeichen geben, damit Sie mit der Hand weitermachen können. Die meisten Männer mögen es, wenn Sie schlucken – es ist irgendwie obszön und beweist, dass Sie alles an ihm lieben!

Je länger Sie den Partner oral befriedigen, desto intensiver wird sein Orgasmus

Brauchen Sie Hilfe?

Denken Sie daran, dass Sie Ihrem Partner höchste Lust bereiten; dann genießen Sie den Oralsex nicht weniger als er. Visualisieren Sie seinen Penis als Eiscreme, und lecken Sie ihn wie eine Eistüte. Wenn Sie den Geschmack nicht mögen, benutzen Sie ein Kondom mit Aroma oder eine Gleitcreme; oder bitten Sie ihn, vorher Erdbeeren oder Ananas zu essen, damit das Sperma süßer schmeckt.

Seine Orgasmen: anal

Der »männliche G-Punkt« ist die Prostata. Wenn er sie noch nicht entdeckt hat, steht ihm ein Hochgenuss bevor. Diese kleine Drüse befindet sich im Schambein und ist von Beckenmuskeln umgeben. Sie reagiert auf Druck durch den Mastdarm – äußerlich oder innerlich – und sondert dann ein Sekret ab. Wenn Sie wissen, wie man diese Drüse richtig stimuliert, können Sie Ihrem Partner den Orgasmus seines Lebens verschaffen.

Fingerspiele

Zuerst müssen Sie herausfinden, was er mag. Manche Männer wollen hier stimuliert werden, wenn sie bereits erregt sind; bei anderen verstärkt die Berührung der Prostata während des Vorspiels die Erektion. Die Drüse ist über den Mastdarm leicht zu erreichen. Verwenden Sie reichlich Gleitmittel, und führen Sie langsam und sanft einen Finger in seinen After ein (kurze, saubere Nägel sind ein Muss). Sobald Sie drin sind, machen Sie eine kurze Pause, damit er sich an das Gefühl gewöhnen kann.

Stimulieren Sie den »männlichen G-Punkt«, und Ihr Partner erlebt den Orgasmus seines Lebens

Punktlandung

Schieben Sie den Finger nun behutsam an der Wand entlang in Richtung Bauch, bis Sie einen 5 bis 7 cm langen Knoten ertasten, der sich ein bisschen wie eine Walnuss anfühlt. Dies ist die Prostata. Sie merken es, wenn Sie die Drüse gefunden haben, weil Ihr Partner sich wahrscheinlich vor Lust windet. Streicheln Sie diesen Knoten, und variieren Sie den Druck, bis Sie wissen, was ihm gefällt. Sobald Sie seinen »G-Punkt« entdeckt haben, können Sie ihn beim Geschlechtsverkehr oder Oralsex stimulieren.

Brauchen Sie Hilfe?

Wenn Sie davor zurückschrecken, einen Finger in den Po Ihres Partners zu schieben, können Sie einen Analdildo oder Analvibrator (siehe Seite 55) benutzen. Machen Sie sich keine Sorgen, wenn Ihr Partner Analspiele nicht mag – nicht alle Männer haben Spaß daran, und vielleicht findet er sie schmerzhaft oder unangenehm. In diesem Fall verzichten Sie darauf und verwöhnen ihn woanders!

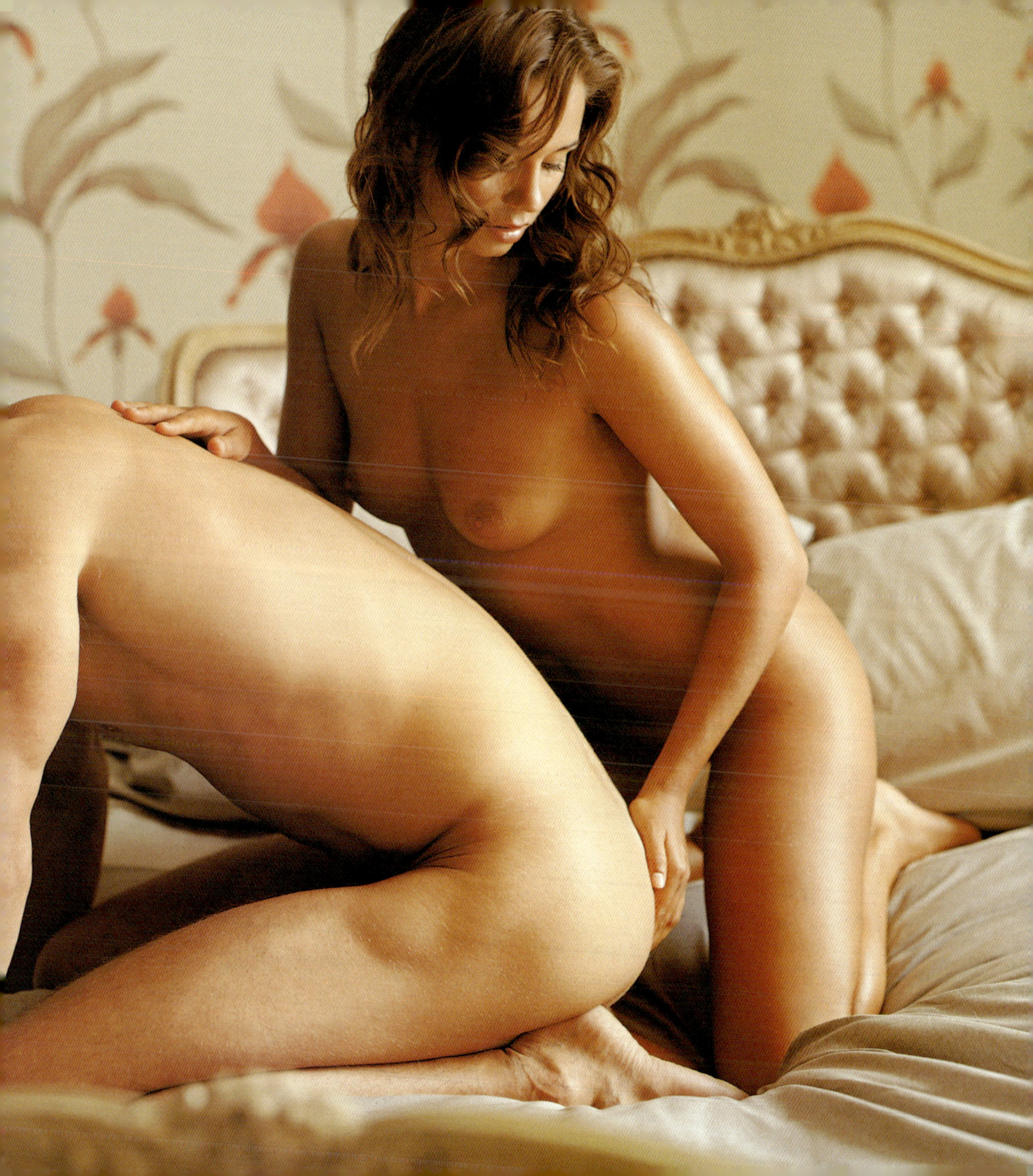

Seine Orgasmen: mehrfach

1984 fanden die Forscher Dr. William Hartman und Dr. Marilyn Fithian heraus, dass Männer ebenfalls mehrfache Orgasmen haben können, wenn auch selten. Der Orgasmus und die Ejakulation sind beim Mann zwei separate Vorgänge. Wenn er mehrfache Orgasmen haben möchte, muss er also lernen, die Ejakulation zu steuern, und wenn er beim ersten Orgasmus nicht ejakuliert, sollte er zu einem zweiten imstande sein.

So wird's gemacht

Tantra und andere Lehren des Ostens empfehlen, die Ejakulation zu unterdrücken, um keine Lebenskraft zu verlieren. Der Mann solle die Energie der Ejakulation im ganzen Körper verteilen, anstatt sie durch die Genitalien auszustoßen. Das kann er erreichen, indem er die Beckenbodenmuskeln stärkt und Atemübungen macht. Darüber wurden viele Bücher geschrieben. Auch andere Methoden helfen ihm, länger durchzuhalten und die Ejakulation hinauszuschieben (siehe rechts). Die ständige Unterdrückung der Ejakulation kann die Organe allerdings unnatürlich belasten und mit der Zeit die Fruchtbarkeit beeinträchtigen.

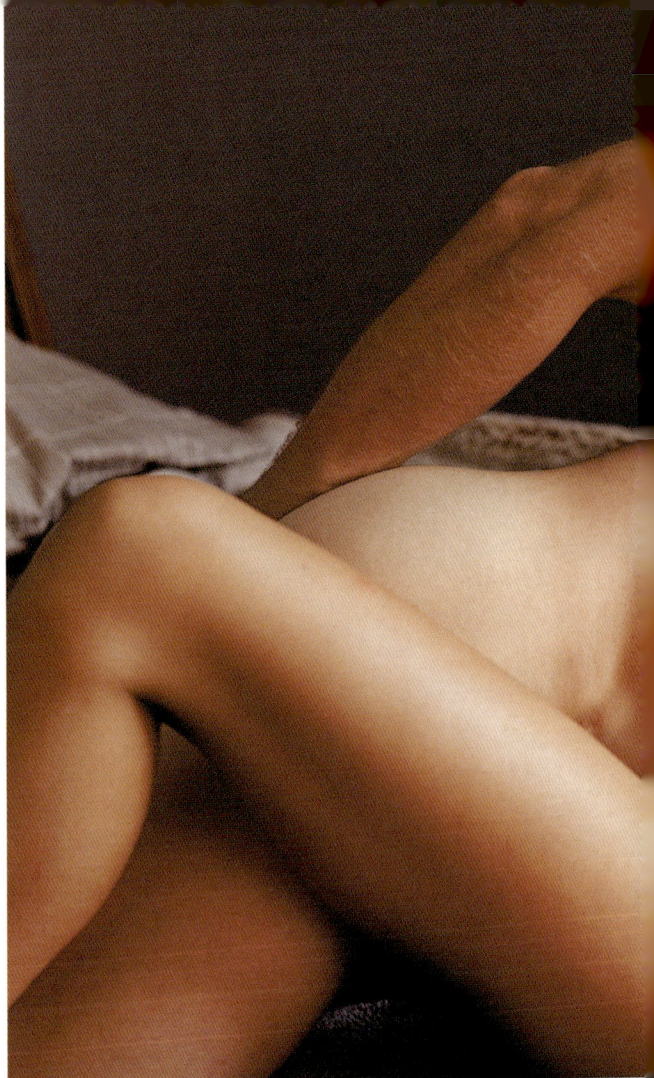

Durchhalten

- **Beautrais-Manöver:** Die Sexologin Anne Hooper rät ihm (oder Ihnen), kräftig an den Hoden zu ziehen, wenn er dem Orgasmus nah ist. Dadurch wird die Harnröhre blockiert und die Ejakulation verhindert.

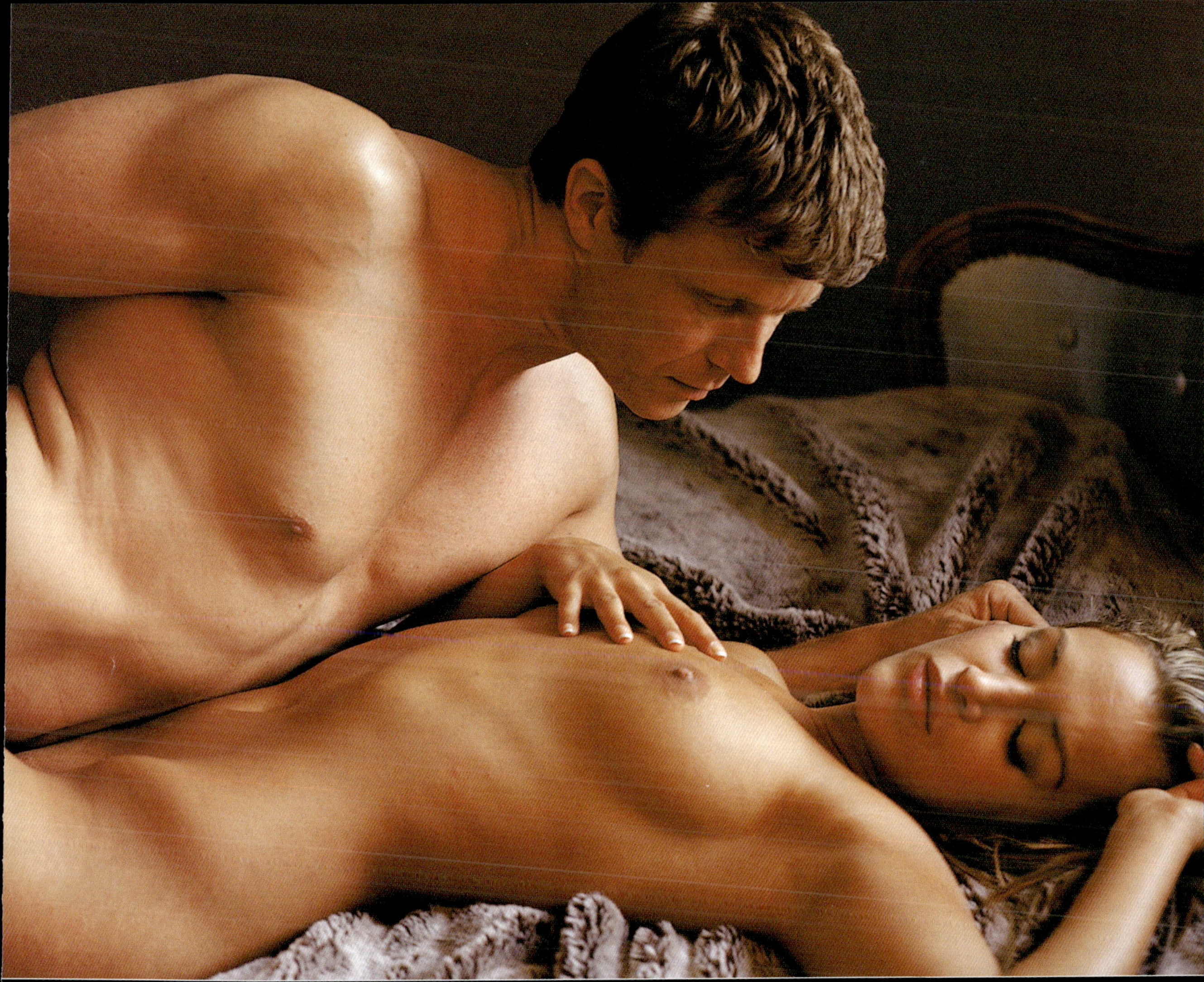

- **Druck auf den Damm:** Wenn er dem Orgasmus nah ist, legen Sie einen oder zwei Finger auf seinen Damm und drücken nach innen aufs Schambein. Dadurch wird die Harnröhre blockiert, so dass er nicht ejakulieren kann.
- **Beckenbodenmuskeln-Kontraktion:** Wenn er die Beckenbodenmuskeln unmittelbar vor dem Orgasmus anspannt, ejakuliert er nicht und ist zu einem weiteren Orgasmus und/oder Geschlechtsakt imstande.

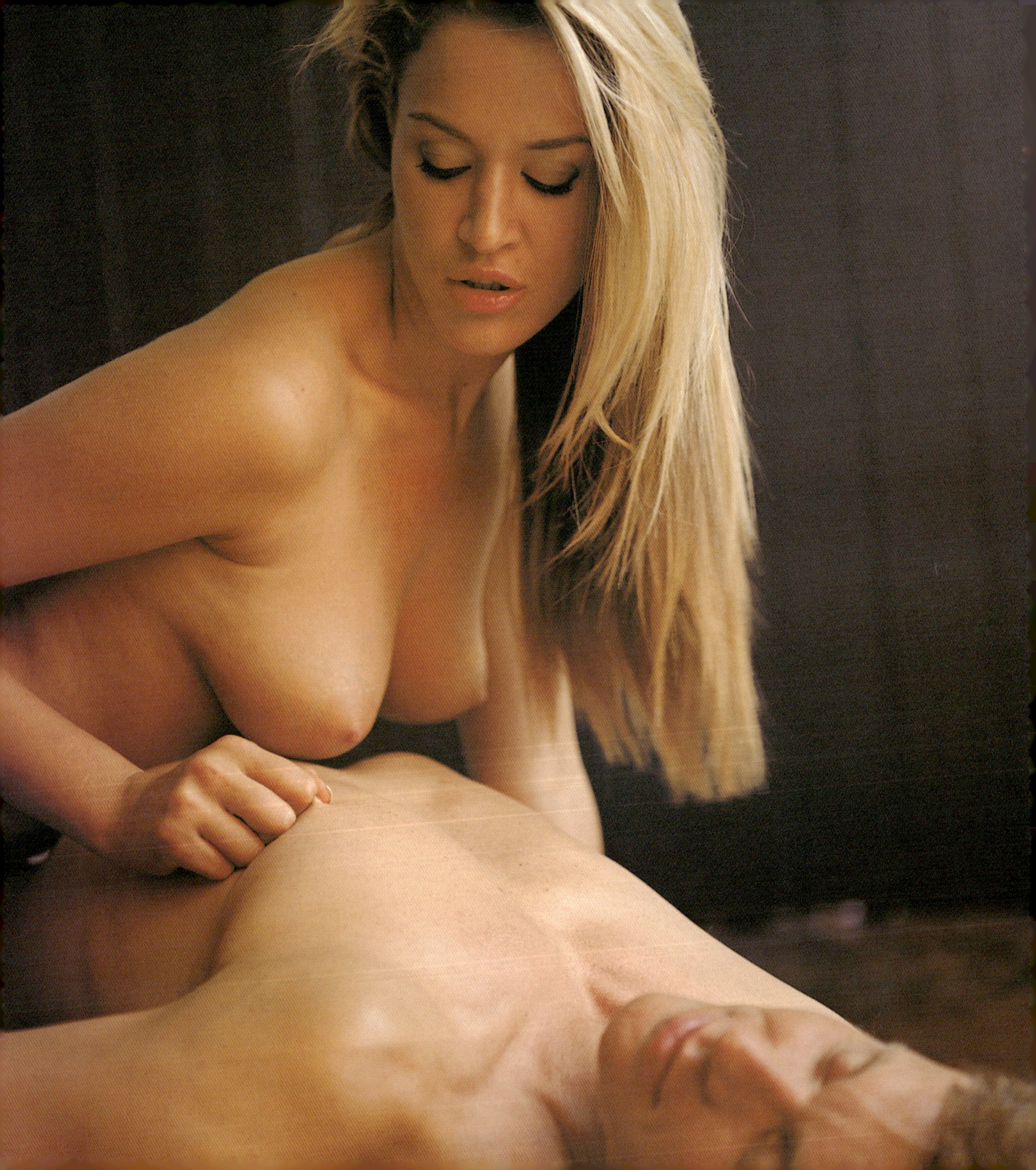

Seine Orgasmen: **Brust**

Nicht alle Männer geben zu, dass sie es mögen, wenn die Partnerin mit ihren Brustwarzen spielt; vielleicht fürchten sie, das sei »etwas für Mädchen«. Probieren Sie es trotzdem. Die Brust und die Brustwarzen enthalten viele Nervenenden; sie reagieren sehr rasch auf Berührungen und füllen sich mit Blut. Wie Sie ist auch Ihr Partner möglicherweise an bestimmten Tagen des Monats für Nippelspiele empfänglicher.

Fingerspiele

Experimentieren Sie, amüsieren Sie sich. Tun Sie, was er tut, wenn er mit Ihren Brüsten spielt, und beobachten Sie, ob es die gleiche Wirkung hat. Streicheln Sie zuerst seine Brust, und lecken Sie dann sanft die Brustwarzen. Ziehen, lecken, beißen Sie behutsam, oder zupfen Sie an ihnen. Ziehen Sie an den Brusthaaren und an ihrer Umgebung. Verwenden Sie verschiedene Materialien, rau und glatt, warm und kalt – zum Beispiel Papier oder Tuch, Wachs oder Eis –, um neue Empfindungen auszulösen. Häufige Nippelspiele machen die Brustwarzen größer und bisweilen auch empfindlicher.

Viele Männer mögen Nippelspiele – selbst wenn sie es nicht zugeben!

Brauchen Sie Hilfe?

Kaufen Sie einige vibrierende Nippelklemmen, falls Sie noch keine haben, und lassen Sie die Dinger summen, während Sie mit anderen Stellen beschäftigt sind. Vielleicht ist Ihr Partner von dieser Idee nicht sofort begeistert, aber ein Versuch lohnt sich schon wegen der neuen Erfahrung! Lassen Sie die Klemmen aber nicht zu lange angelegt, sonst können sie Nerven schädigen. Denken Sie daran, dass Ihr Partner die intensivste Lust empfindet, wenn Sie die Klemmen abnehmen und das Blut in die Brustwarzen zurückschießt.

Seine Orgasmen: Fantasien

Orgasmen, die durch Fantasien ausgelöst wurden, kommen auch bei Männern ziemlich selten vor. Eine Umfrage von Alfred Kinsey in den 1950er-Jahren zeigte, dass von 5000 befragten Männern weniger als fünf einen Orgasmus ohne genitale Stimulation erlebt hatten. Aber das soll nicht heißen, dass ein Versuch sich nicht lohnen würde!!

Feuchte Träume

Orgasmen bei Wachträumen mögen selten sein, aber eine häufige Form des Fantasie-Orgasmus ist der feuchte Traum, auch Pollution genannt. Während der Pubertät ejakulieren Jungen am häufigsten im Schlaf, aber feuchte Träume kommen auch bei erwachsenen und sogar bei alten Männern vor. Niemand weiß genau, warum; aber sexuelles Verlangen und die Leerung übervoller Samenspeicher sind zwei mögliche Erklärungen. Man glaubt, dass Männer mit starker Libido oft feuchte Träume haben, und Kinsey wies nach, dass Frauen ebenfalls Orgasmen im Schlaf haben können.

Ermutigen Sie Ihren Partner, sein Gehirn mit erotischen Gedanken und Bildern anzuregen

Gedankenspiele

Um Ihrem Partner zu einem Fantasie-Orgasmus zu verhelfen, heizen Sie seine Vorstellungskraft mit aufregenden Gedankenspielen aller Art an. Machen Sie ihn mit schmutzigen Worten oder mit einer erotischen Geschichte heiß. Oder reizen Sie ihn mit einem heißen Striptease, während seine Hände gefesselt sind, so dass er sich nicht anfassen kann. Männer lieben visuelle Leckerbissen, und wahrscheinlich wecken die meisten Pornofilme seinen Appetit. Necken Sie ihn, so lange Sie können, ohne nachzugeben. Bitten Sie ihn, Ihnen seine Lieblingsfantasien zu beschreiben – im Detail.

Gehen Sie aus

Gehen Sie ohne Unterwäsche aus, und verraten Sie es ihm, wenn er am wenigsten damit rechnet. Nehmen Sie ihn in einen Stripclub mit, und kaufen Sie für ihn einige Privattänze. Der Anblick nackter Haut und die Vorstellung, sie zu berühren, kann ihn durchaus zum Orgasmus bringen und auch für Sie ziemlich erregend sein.

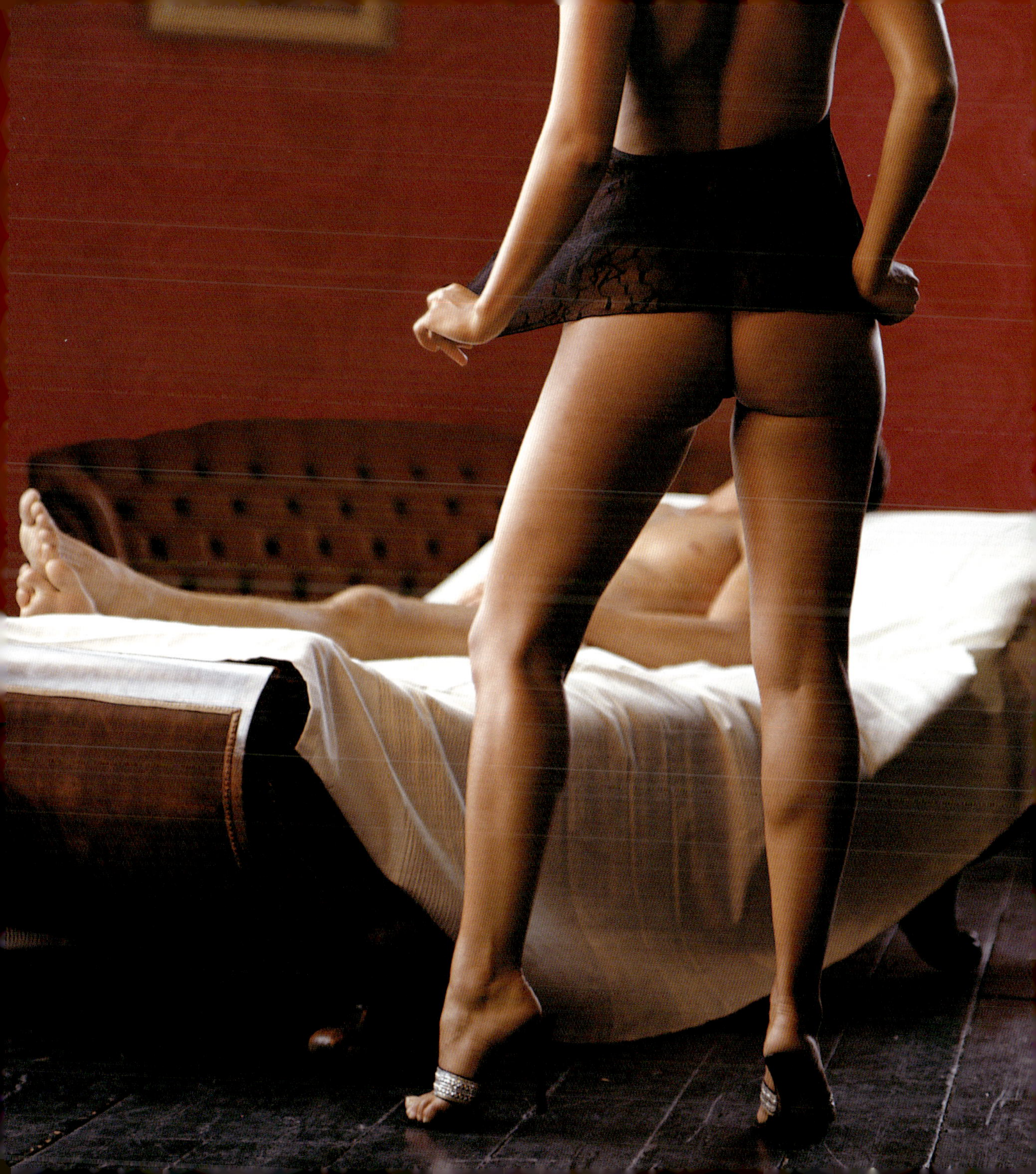

Verlängerte massive Orgasmen

Die Sexualforscher Steve und Vera Bodansky behaupten, ein Orgasmus könne zwischen zwei Minuten und drei Stunden oder noch länger dauern. Offenbar kann jeder, der Zeit und Geduld aufbringt, diesen wundervollen »intensiven, verlängerten Orgasmus« (IVO) erleben, unabhängig von seinen Genen oder seinem Glück.

Das Vorspiel ist wichtig

In ihrem Buch *Höhenflüge der Lust* (2002) beschreiben die Bodanskys, wie man diesen ekstatischen Gipfel erreicht: im Wesentlichen durch Vorspiel, mentale Stimulation und Vertrauen. Im Grunde dauert nicht der Orgasmus drei Stunden, sondern man versetzt sich in einen orgasmischen Zustand und bleibt für die Möglichkeit offen, dass man ihn aufrechterhalten kann. Je mehr Sie üben und Ihr sexuelles Bewusstsein erweitern, desto heftiger werden Ihre Orgasmen. Verbessern Sie ihre Vorspieltechniken, lernen Sie sich und Ihren Körper kennen, trainieren Sie Ihre Beckenbodenmuskeln, und erlernen Sie die Kunst der Verführung. Dies sind die Kernelemente der Theorie.

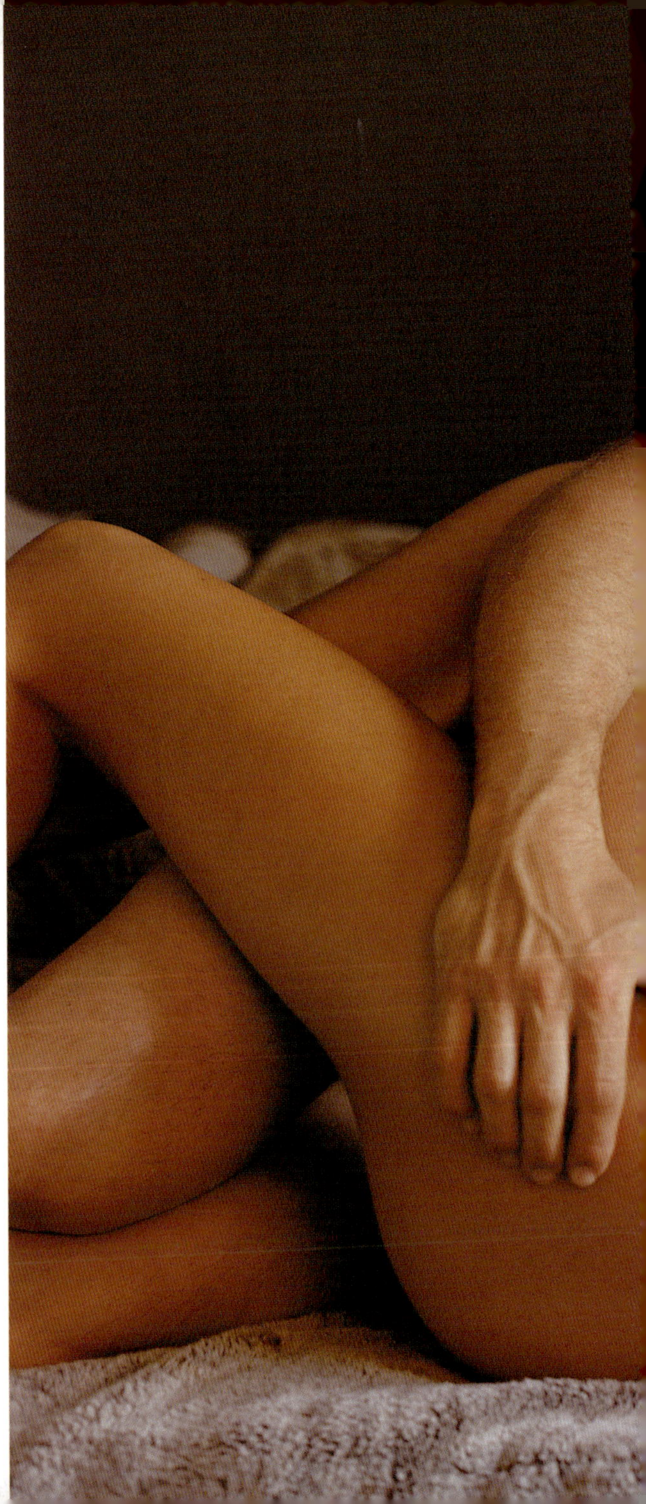

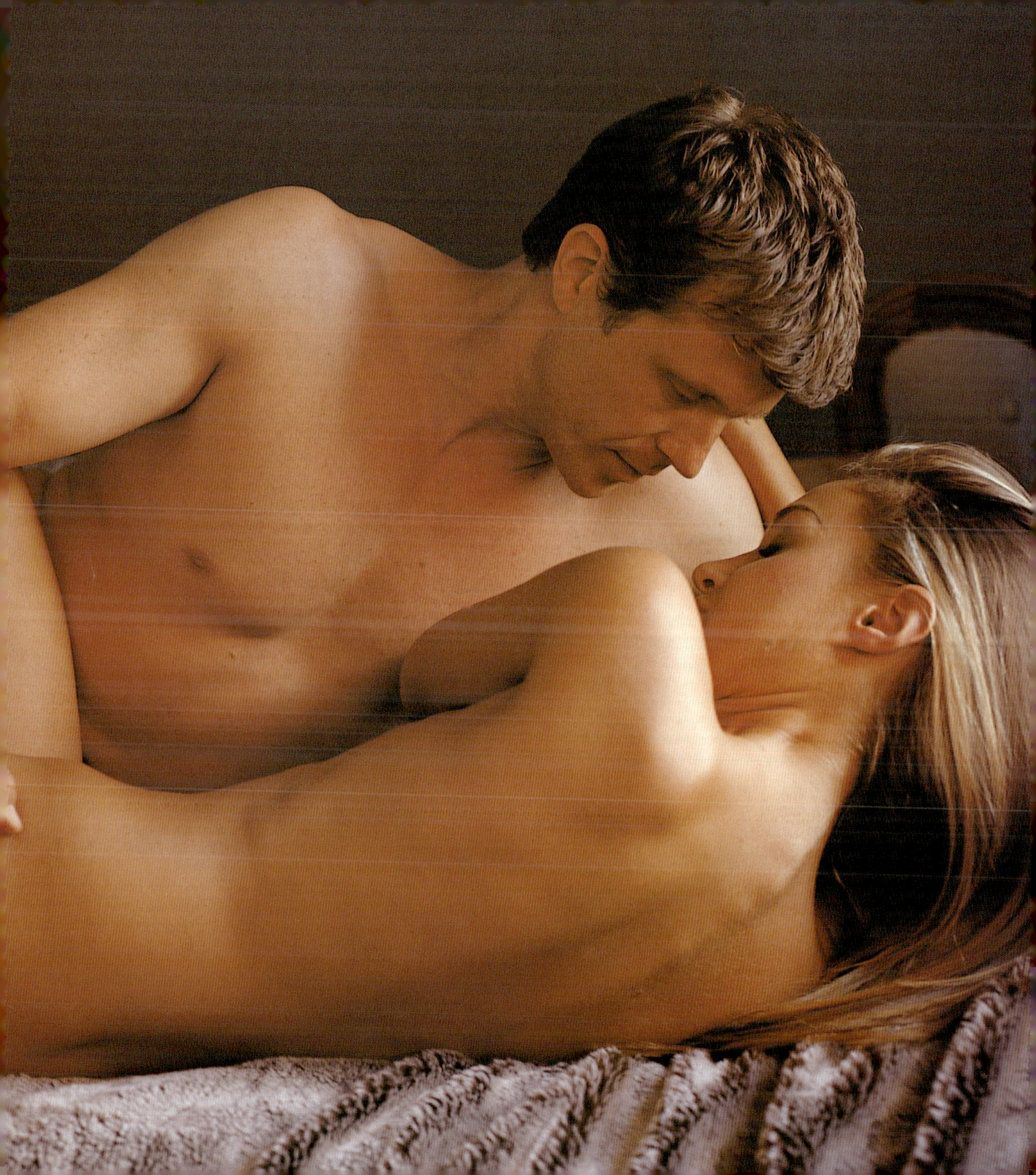

So erreichen Sie den IVO

Es gibt viele Wege zum IVO. Lernen Sie zuerst die Teile der Klitoris und ihre Funktion kennen. Die Bodanskys glauben, der wahre magische Punkt der Frau sei das obere linke Viertel der Klitoriseichel. Ziehen Sie die Vorhaut zurück, um ihn zu finden und fantastische Orgasmen auszulösen. Massieren Sie den Punkt sanft, oder lassen Sie ihn vom Partner massieren. Er sollte immer wieder rechtzeitig eine Pause machen, bis Sie der Raserei nahe sind. Entdecken Sie die tiefen Nischen der Vagina, die sich herrlich anfühlen, wenn man sie berührt. Stimulieren Sie den G-Punkt, oder lassen Sie ihn stimulieren.

Sinnliche Übungen

Verbringen Sie einen lustvollen Abend allein. Nehmen Sie ein sinnliches Bad, lesen Sie ein erotisches Buch, tragen Sie sexy Kleider. Erstellen Sie eine Liste Ihrer körperlichen Vorzüge, und schreiben Sie auf, wie Sie berührt werden möchten. Stimulieren Sie sich an den Genitalien, ohne sie zu berühren. Masturbieren Sie regelmäßig, und üben Sie, zwei erogene Zonen gleichzeitig zu erregen, um Empfindungen miteinander zu verbinden und stärkere Orgasmen zu erleben.

Spiele

Am besten erreichen Sie den IVO durch Selbstbefriedigung mit der Hand. Tragen Sie reichlich Gleitmittel auf, und erforschen Sie, wie und wo eine Berührung am lustvollsten ist und wie Sie den G-Punkt stimulieren können. Lassen Sie »die Klitoris tanzen«, indem Sie mit den Fingern ihr den Takt eines Musikstücks klopfen und so die Lust rhythmisch steigern.

Spannungsaufbau

Ihr Partner sollte lernen, immer wieder eine Pause zu machen und Rhythmus und Druck zu ändern, wenn Ihr Orgasmus nahe ist. Wenn er die Spannung verringert und aufbaut, bis sie unerträglich wird, kommen Sie irgendwann zu einem allumfassenden Orgasmus.

Pausen

Wichtig sind regelmäßige Pausen beim sexuellen Spiel. Beeilen Sie sich nicht mit dem Orgasmus. Legen Sie Pausen ein, und machen Sie dann weiter, um die Erregung zu steigern. Kommunikation ist ebenfalls wichtig: Fragen Sie einander, wie Sie berührt werden wollen.

Entspannung

Entspannung ist der Schlüssel. Das gilt auch für die Schließmuskeln. Führen Sie eine kleine, saubere Flasche in die Vagina ein, wenn Sie urinieren, und versuchen Sie einige Sekunden lang, sie »auszustoßen«. Diese Übung können Sie beim Sex wiederholen (ohne Flasche!).

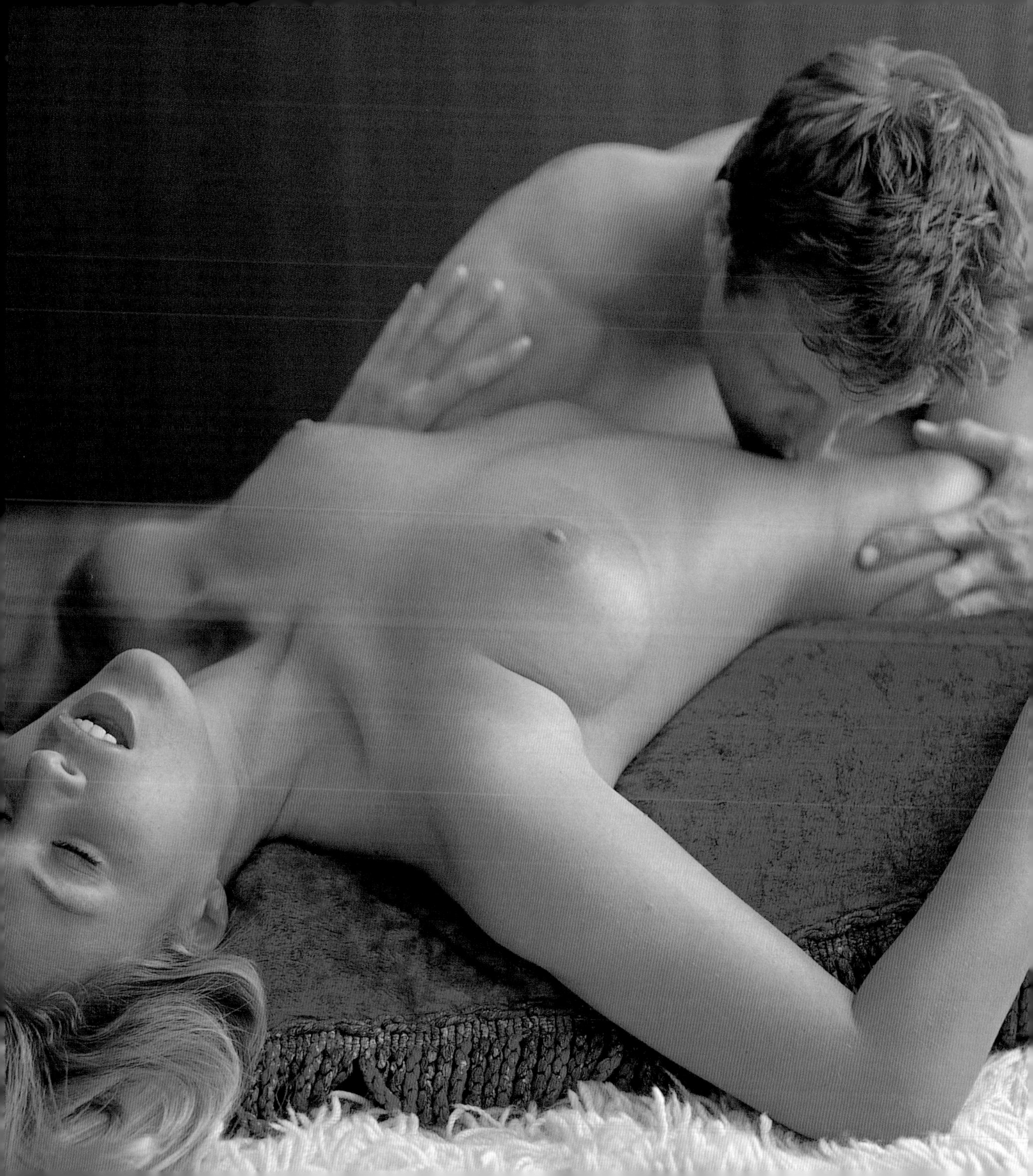

Polynesischer langsamer Sex

Die Polynesier haben eine interessante Auffassung vom Sex: Sie bevorzugen langsamen Sex. Wie Friedrich Ulvan Anfang des 20. Jahrhunderts schrieb, sind sie der Meinung, wir alle nähmen den Orgasmus als Ziel zu wichtig und hätten die Kunst der sinnlichen Berührung vergessen.

Ein Geduldsspiel

Beim polynesischen langsamen Sex nehmen Sie sich Zeit, einander zu erforschen, um den ganzen Körper zu erregen und Energie oder *Chi* aufzubauen. Um sexuelle Energie zu sparen, haben Sie nur alle fünf Tage Sex und begnügen sich an den anderen Tagen mit Petting und Kuscheln ohne genitalen Kontakt. An Ihrem großen Tag brauchen Sie mindestens eine Stunde für das Vorspiel, und Ihr Partner sollte erst eindringen, wenn Ihr Körper stark erregt ist. Sobald er in Ihnen ist, entspannen Sie sich beide und widerstehen dem Drang, sich zu bewegen (oder zu lachen), mindestens 30 Minuten. Wenn seine Erektion oder Ihre Erregung abklingt, dürfen Sie sich leicht bewegen. Die Genitalien bleiben aneinander geschmiegt, während Sie einander küssen, berühren und Lust bereiten. Wenn die halbe Stunde vorbei ist, dürfen Sie sich bewegen und die aufgestaute Energie endlich freigeben. Die Energie zwischen Ihnen beiden wird erstaunlich und der folgende Orgasmus gewaltig sein.

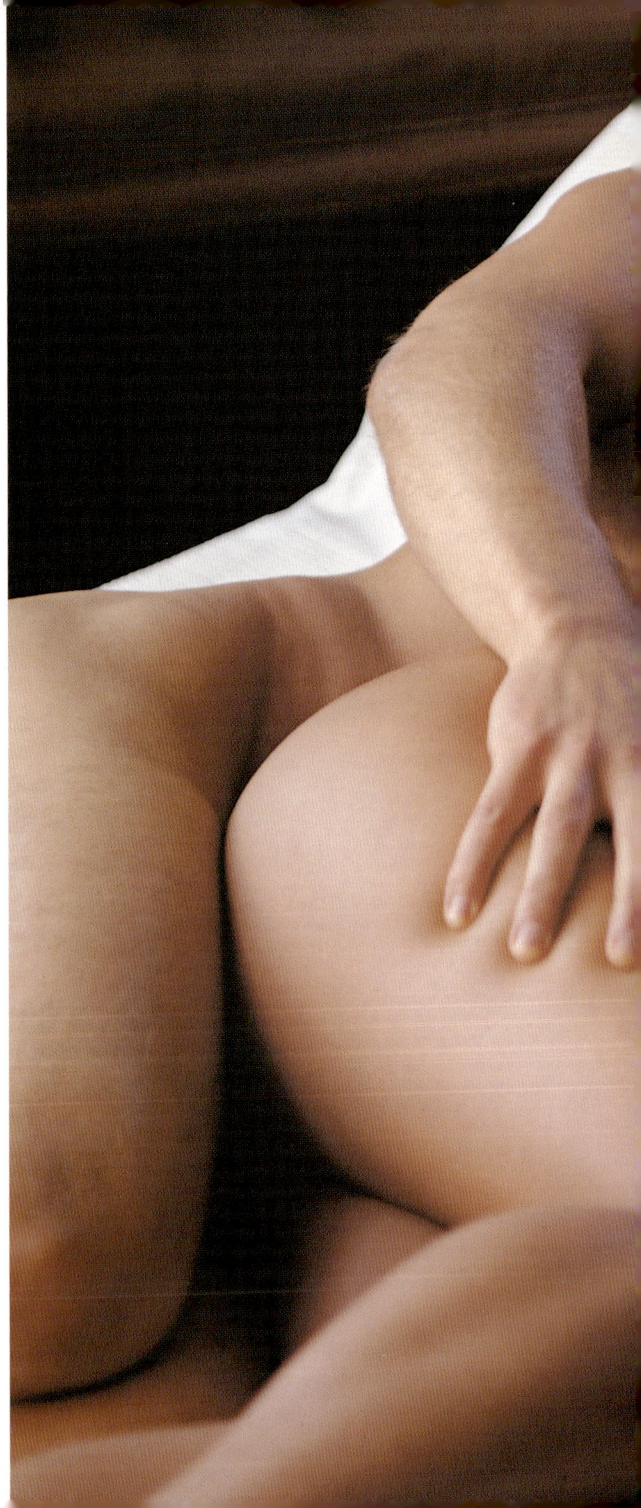

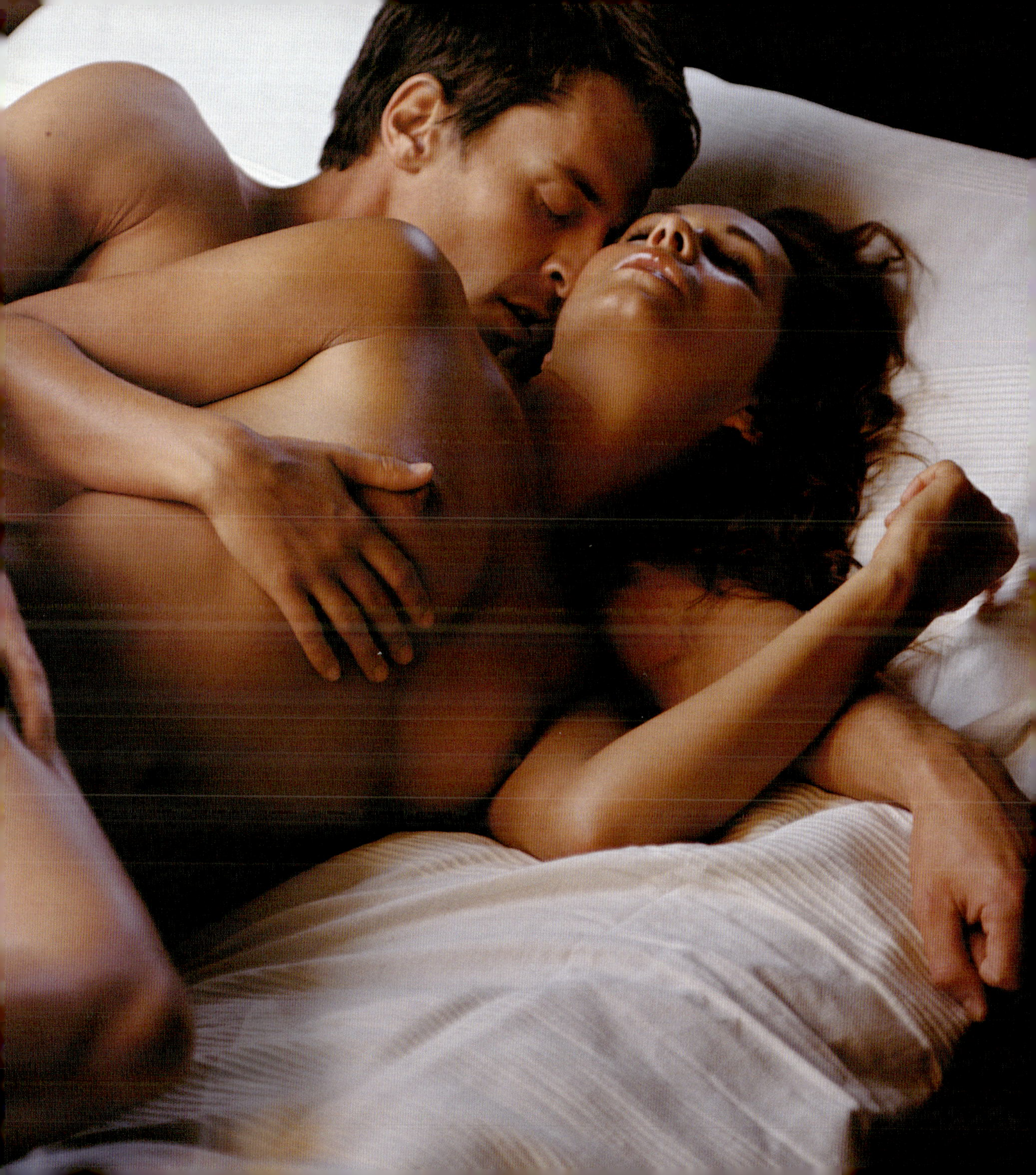

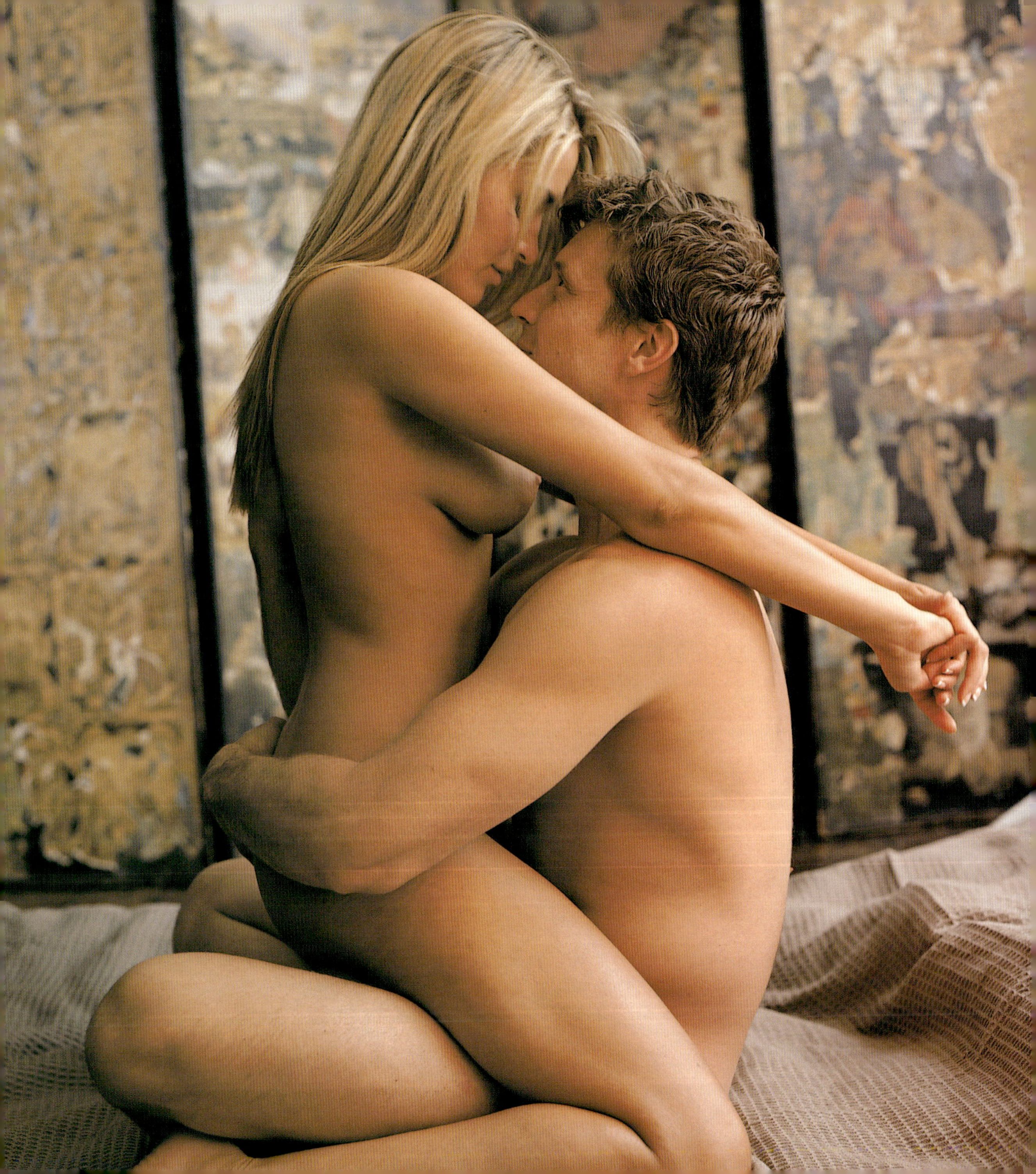

Stellen Sie die Verbindung her

- **Setzen Sie sich einander** mit gekreuzten Beinen gegenüber, und schauen Sie einander in die Augen.
- **Halten Sie den Blickkontakt** aufrecht. Lassen Sie den Blick nicht wandern.
- **Denken Sie an Ihre positiven Gefühle** für den Partner, und öffnen Sie Ihr Herz, damit diese Gefühle ihm zufließen. Genießen Sie die Momente der Gemeinsamkeit.

Wecken Sie die Sinne

- **Verbinden Sie Ihrem Partner die Augen,** um seine Sinne zu schärfen.
- **Legen Sie sinnliche Musik** auf, oder lesen Sie ihm eine erotische Fantasie vor.
- **Berühren Sie ihn am ganzen Körper,** und konzentrieren Sie sich auf seinen Geruch.
- **Verwöhnen Sie ihn mit einer sinnlichen Massage,** und finden Sie heraus, wie Sie berührt werden möchte.
- **Schmecken Sie den Körper des Partners,** während er Ihren schmeckt. Beziehen Sie verschiedene Speisen in Ihr Sexspiel ein.

Tantra-Sex

Tantra bedeutet im Sanskrit »zusammengewebt«. Es ist ein uralter Pfad der Selbstentwicklung, der sexuelle Energie als wichtigste Lebenskraft ansieht. Die Anhänger des Tantra glauben, dass Frauen mehr spirituelle Energie besitzen als Männer und dass Männer durch heiligen, emotionsgeladenen Sex mit einer Frau die Einheit mit Gott erreichen können.

Im Augenblick verweilen

Heute sind viele verschiedene Ideen über das Tantra verbreitet. Die meisten Menschen denken dabei an Marathonsex und komplizierte Stellungen. Im Wesentlichen geht es darum, nicht mehr zu denken, sondern zu fühlen. Wir verweilen im Augenblick, während alle Sinne wach sind; wir sind uns unserer sexuellen Energie bewusst und sind eins mit dem Universum und dem Partner.

Tantrische Orgasmen sind intensiv und werden oft als Ganzkörperorgasmen beschrieben. Dennoch sind sie nicht das Ziel beim Sex. Wichtig ist vielmehr die Aktivierung der Chakras, der sieben Energiezentren des Körpers, um größere sexuelle Bewusstheit zu erlangen. Der Schlüssel ist die Verbindung mit dem Partner. Bevor Sie die tantrischen Stellungen ausprobieren, sollten Sie einen Abend für einige Übungen reservieren, um sich körperlich, seelisch und geistig mit dem Partner zu verbinden (siehe links).

Tantra-Stellungen für den Orgasmus

Hier sind einige tantrische Grundstellungen. Es gibt viele Varianten, und einige werden Ihnen zweifellos leicht fallen. Experimentieren Sie, um neuen Schwung in Ihr Liebesspiel zu bringen. Sie werden feststellen, dass verschiedene Stellungen unterschiedliche körperliche Reaktionen auslösen.

Yab yum

Sie sitzen auf seinem Schoß und nehmen seinen Körper zwischen die Knie, während er eindringt (siehe Seite 116). Diese klassische Tantra-Stellung ist behaglich und intim, und Sie können dabei leicht küssen, berühren und schmusen. Sie stimuliert alle sieben Chakren beider Partner und gewährleistet, dass Sie vollständig miteinander verbunden sind. Sie können die Stirn aneinander legen und die Atmung synchronisieren, um das dritte Auge zwischen den Brauen zu aktivieren.

Im Tantra sind Orgasmen nicht das Ziel des Sex, sondern nur ein Teil von ihm

Missionarsstellung

Er liegt auf Ihnen und dringt ein. In dieser Stellung hat er viel Bewegungsfreiheit, kann sich sexuell voll ausdrücken und den Lingam frei bewegen. So kommt er schnell zum Orgasmus.

Kreuzstellung

Dies ist eine angenehme Yin-Stellung, die Ihnen hilft, sich in Ihrer Weiblichkeit zu entspannen. Ihr Partner kniet Ihnen zugewandt auf dem Bett, Sie liegen flach auf dem Rücken und legen ein Bein quer über seinen Oberschenkel (siehe Bild gegenüber). So kann er sanft eindringen. Diese Stellung sollten Sie einnehmen, solange Ihr Partner noch keine vollständige Erektion hat. Sie ist sehr intim und wohltuend, und Sie können sie etwa 20 Minuten lang beibehalten, um sie voll zu genießen.

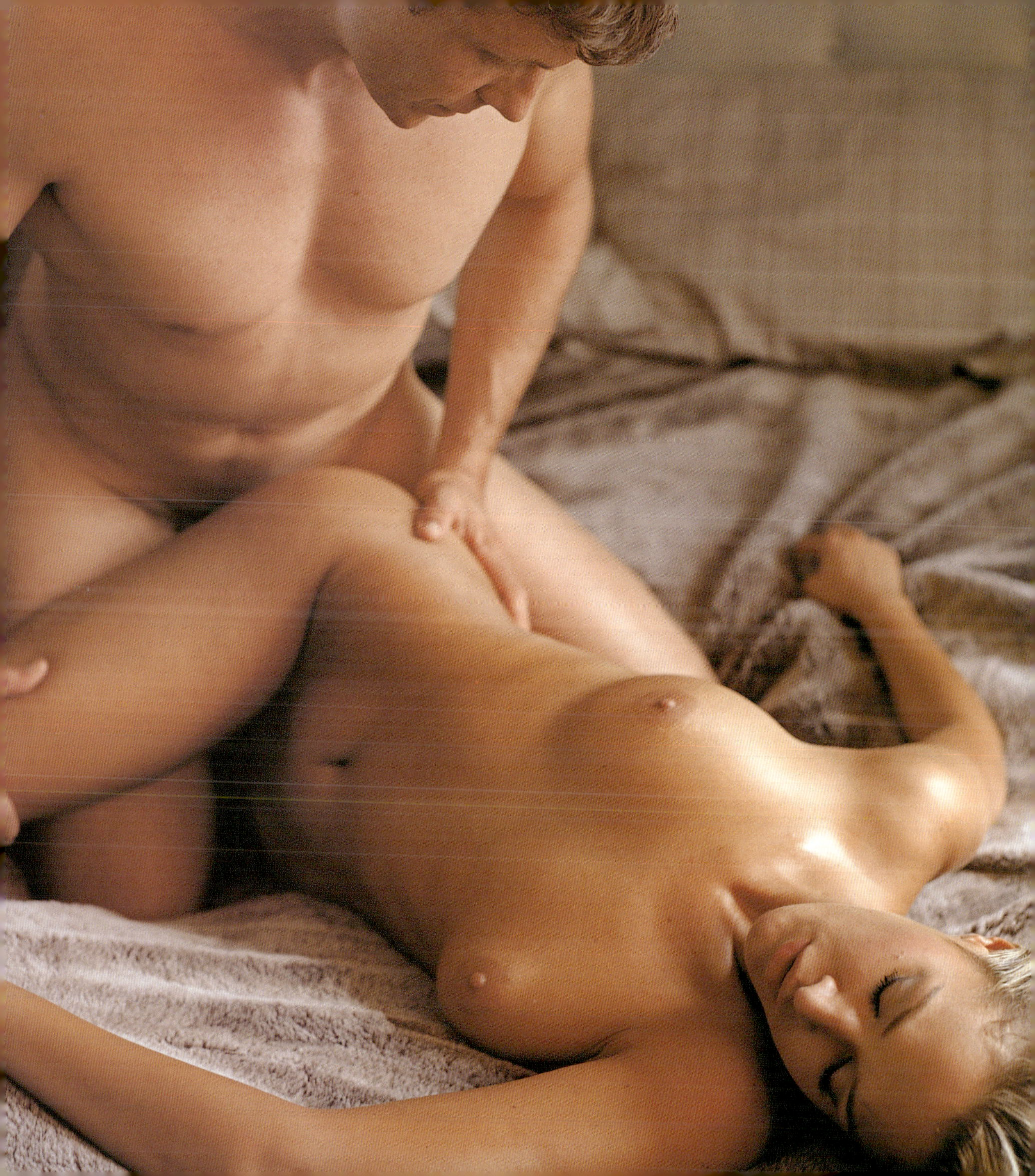

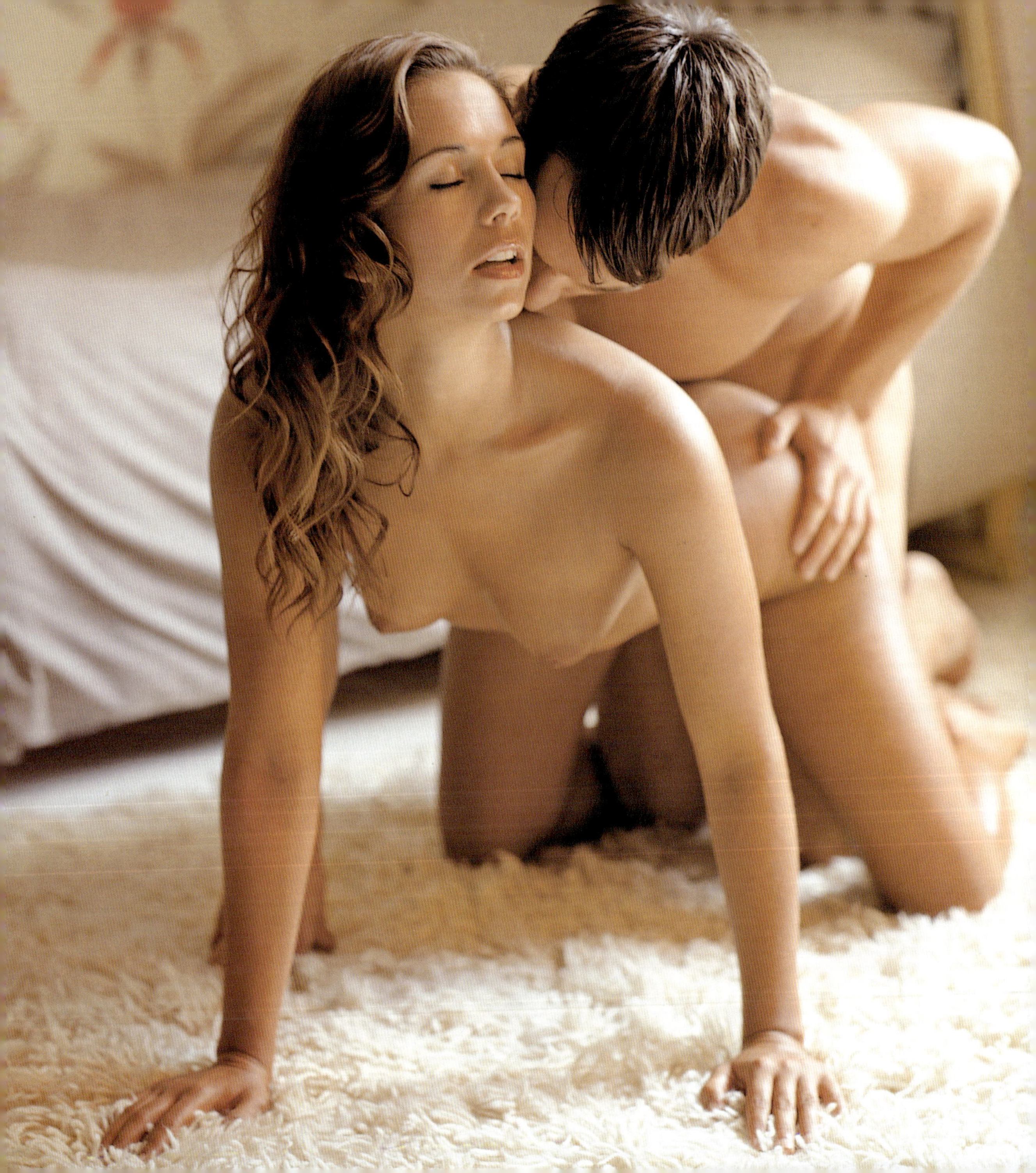

Von hinten

Sie kauern auf allen Vieren, vom Partner abgewandt. Er dringt von hinten ein (siehe Bild gegenüber). Dies ist eine großartige Stellung für tiefes Eindringen. Manche Frauen mögen sie, weil sie ziemlich animalisch ist und sie das Gefühl haben, dass der Partner sie ganz besitzt. Und der Partner hat einen fabelhaften Blick auf Ihren wohlgeformten Po! Da er Tiefe und Tempo der Penetration steuern kann, ist es wichtig, dass Sie vollständig erregt und feucht sind, damit Sie keine Schmerzen haben. Möglicherweise fällt Ihnen diese Stellung an bestimmten Tagen im Monat leichter, je nachdem, wie hoch Ihr Hormonspiegel und wie feucht Ihre Vagina ist.

Revitalisierung

Ihr Partner legt sich mit gestreckten Beinen flach hin. Sie setzen sich, seinen Füßen zugewandt, auf seinen Penis. Ihre Brust und Ihr Kopf liegen auf seinen Schenkeln und Zehen. Dies ist eine gute Stellung, wenn Sie ziemlich müde sind und der Sex schon eine Weile dauert. Bleiben Sie in dieser Position, und laden Sie Ihren Körper etwa 15 Minuten lang mit neuer Energie auf.

Ein tantrischer Orgasmus füllt den Körper mit Licht und Energie

Löffelstellung

Sie liegen auf der Seite und ziehen die Knie an die Brust, während der Partner Ihre Bewegungen von hinten nachahmt und behutsam eindringt. Die meisten Frauen mögen die Löffelstellung, weil sie eine intime, entspannende und tröstende Stellung für beide Partner ist. Der Partner hat freie Hände und kann mit Ihrem Bauch und mit Ihren Brüsten spielen. Dies ist eine gute Stellung für verschlafenen Sex am frühen Morgen oder kurz vor dem Einschlafen.

Die Göttin loben

Ihr Partner sitzt mit gestreckten Beinen hinter Ihnen. Sie sitzen, seinen Füßen zugewandt, auf seinem Schoß, und er dringt von hinten ein. Diese Stellung ist für Sie sehr lustvoll, weil der Partner mühelos Ihre Klitoris, Ihren Bauch und Ihre Brüste stimulieren und Sie im Nacken küssen kann. Zudem fühlen Sie sich beschützt und getröstet, wenn Sie von hinten gehalten werden. Diese Stellung kann je nach Ihrer Stimmung beruhigend oder dynamisch sein.

Tao-Sex

Der Taoismus – Tao bedeutet Weg – ist eine alte chinesische Philosophie, die sexuelle Energie nutzt, um die Gesundheit, das Wohlbefinden und die Beziehungen zu verbessern. Für Taoisten ist das Leben ein Gleichgewicht zweier Kräfte: Yin (weiblich) und Yang (männlich). Männer und Frauen brauchen die Energie des anderen Geschlechts, um wirklich lebendig zu sein, und sie tauschen diese Energien beim Sex aus, bei dem »Himmel und Erde sich vereinigen«.

Neun Stufen

Taoisten glauben, dass der weibliche Orgasmus neun Stufen umfasst und dass Sie alle erleben müssen, bevor Ihr sexueller Geist vollständig erwachen kann. Erst die neunte Stufe ist der glückselige, aber flüchtige Zustand des vollständigen sexuellen Erwachens.

Der Kern des Tao-Sex ist ein ausgedehntes Vorspiel. Nur wenn Sie so lange wie möglich erregt bleiben, erreichen Sie die höheren Stufen. Sie müssen sich also Zeit für das Vorspiel und das Liebesspiel nehmen und alle Sinne und Körperorgane einbeziehen.

Viel beschäftigte Menschen haben dazu oft keine Lust. Es ist sehr leicht, den Sex von der Liste der Prioritäten zu streichen. Wenn Sie die intensivsten Erfahrungen nicht verpassen wollen, müssen Sie achtsam sein und sich Zeit für die Lust nehmen.

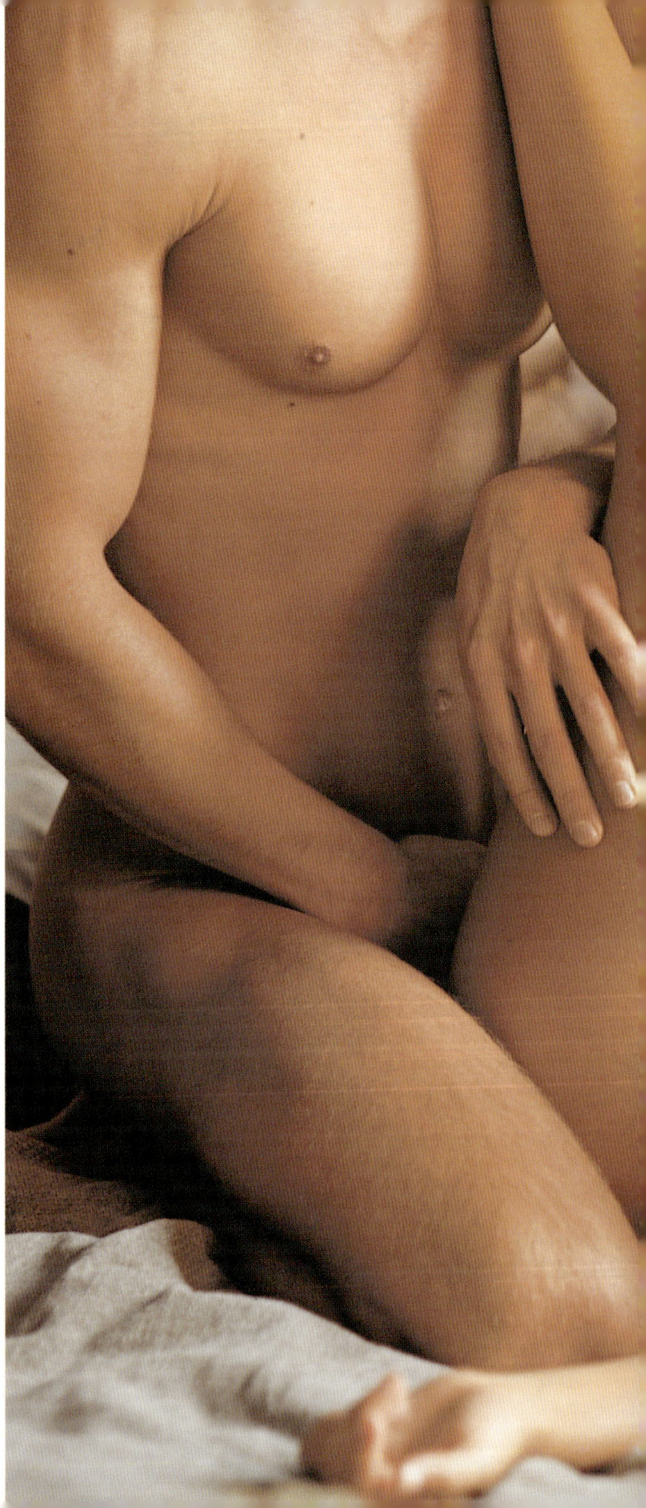

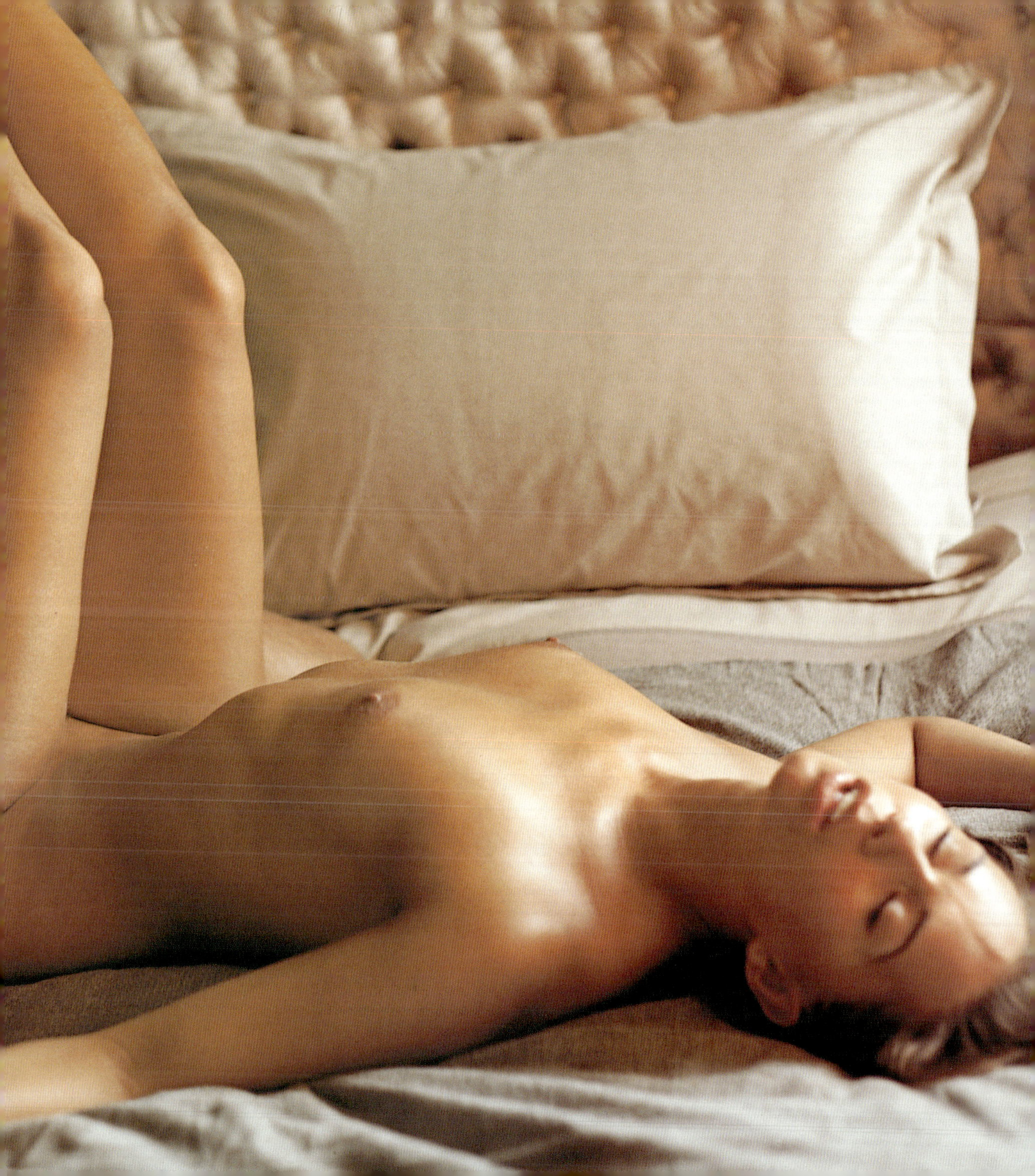

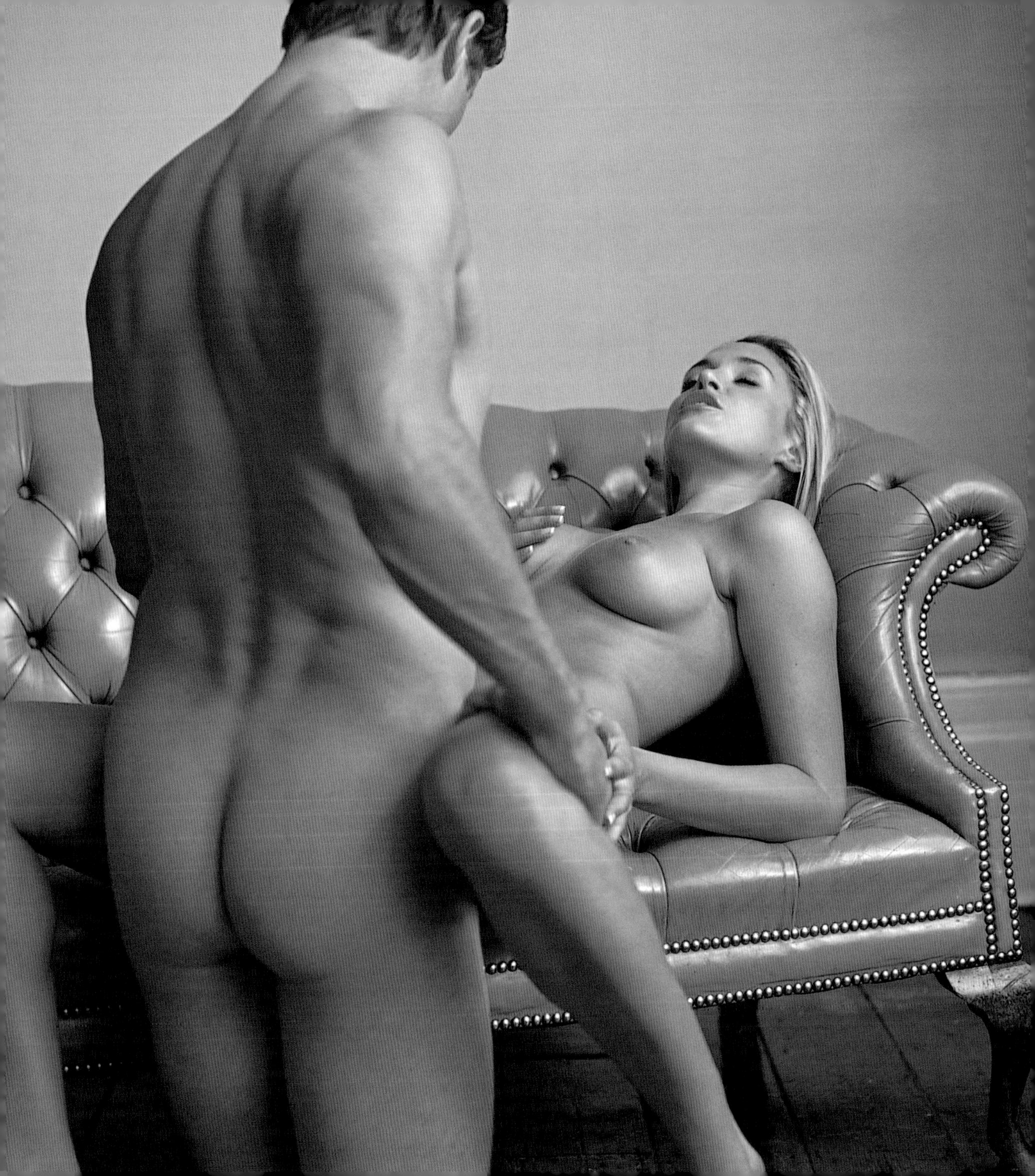

Tao-Stellungen für den Orgasmus

Im Taoismus gibt es viele Stellungen, die jeweils einfache Versionen von vier Grundstellungen sind: Mann oben, Frauen oben, Seite an Seite und Eindringen von hinten.

Der Löwenjäger

Sie liegen auf dem Bett und strecken die Beine in die Luft. Ihr Partner sitzt Ihnen gegenüber. Er stützt Ihre Beine mit einer Hand und führt mit der anderen seinen Penis ein (siehe Seite 123). Dies ist eine gute Stellung für tiefes Eindringen. Probieren Sie sie, wenn Sie stark erregt sind. Damit diese Stellung lustvoll ist, brauchen Sie zusätzliche klitorale Stimulation, weil Sie die Beine kaum bewegen können.

Blühende Rose

Dies ist eine Variante der Missionarsstellung. Ihr Partner ist oben, Sie liegen unter ihm und schlingen die Beine um seinen Rücken. Sie können seine Schultern festhalten, um das Tempo und die Tiefe des Eindringens zu verändern. In dieser Stellung wird die Klitoris stimuliert, so dass sie sich gut für den Orgasmus eignet.

Fliegende Adler

Diese Stellung macht Spaß, weil sie sich liederlich und spontan anfühlt. Sie liegen nur halb auf dem Bett und spreizen die Beine weit; der Partner kniet auf dem Boden und dringt ein (siehe Bild gegenüber). Da die Körper etwa einen rechten Winkel bilden, löst diese Stellung bei Ihnen beiden neue Empfindungen aus. Allerdings wird die Klitoris kaum stimuliert; deshalb ist diese Stellung für Sie lustvoller, wenn der Partner die Hände benutzt, um mit Ihrer Klitoris zu spielen.

Vögel

Sie liegen auf dem Partner – wie er vollständig gestreckt –, und nachdem er eingedrungen ist, strecken Sie beide die Arme und halten einander an den Händen, so dass Sie wie fliegende Vögel aussehen. In dieser Stellung sind Sie dominierend; darum kann er sich entspannen und seine (weibliche) Yin-Energie auskosten.

Schlangen

Sie liegen beide mit gestreckten Beinen so auf der Seite, dass Sie Schlangen gleichen, die sich umschlingen. Er dringt ein und zieht Ihren Unterschenkel nach oben, so dass das Bein leicht gebeugt ist und an seinem Oberschenkel ruht (siehe Bild rechts). Diese Stellung ist eher zu empfehlen, wenn der Mann einen langen Penis hat, der nicht herausgleitet.

Jäger im Wald

Diese Stellung ermöglicht ein tiefes Eindringen; darum sollten Sie stark erregt sein, ehe Sie sie ausprobieren. Sie liegen auf dem Rücken und ziehen die Beine so an, dass die Knöchel parallel zur Brust liegen und die Füße zur Decke zeigen. Ihr Partner dringt kniend von hinten ein. Hier sind Sie ziemlich unbeweglich; sorgen Sie also im Voraus für eine ausreichende Stimulation der Klitoris.

Taoistische Sex-Magie: Wünschen Sie sich beim Orgasmus etwas Positives, und Ihr Wunsch wird in Erfüllung gehen

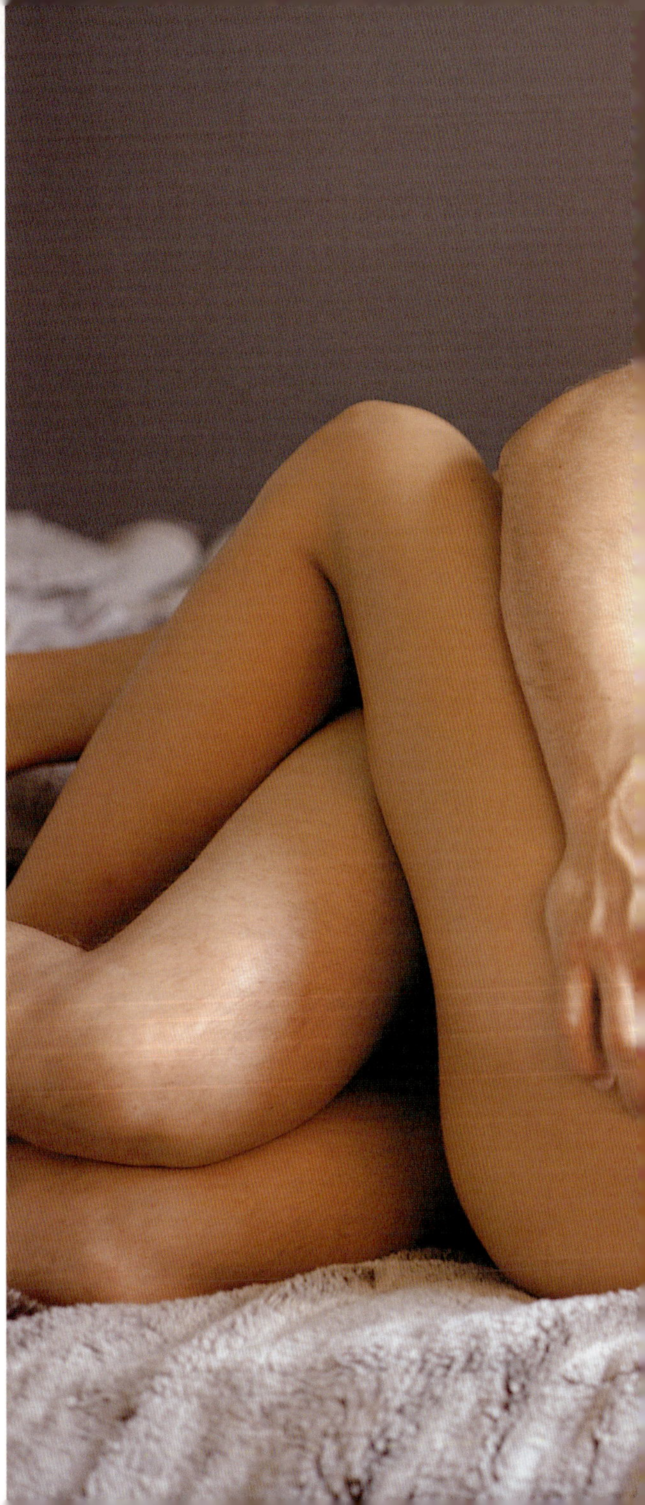

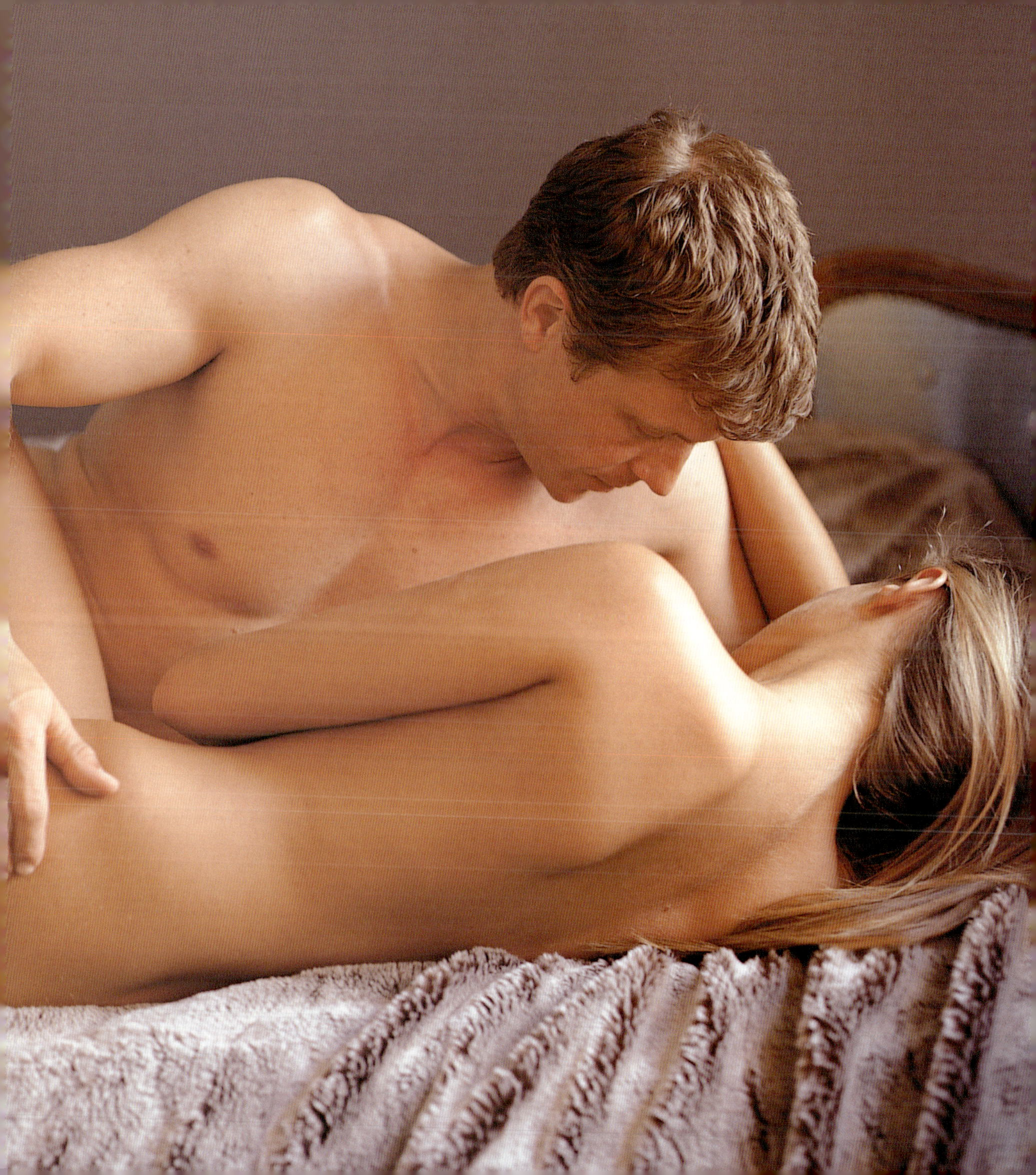

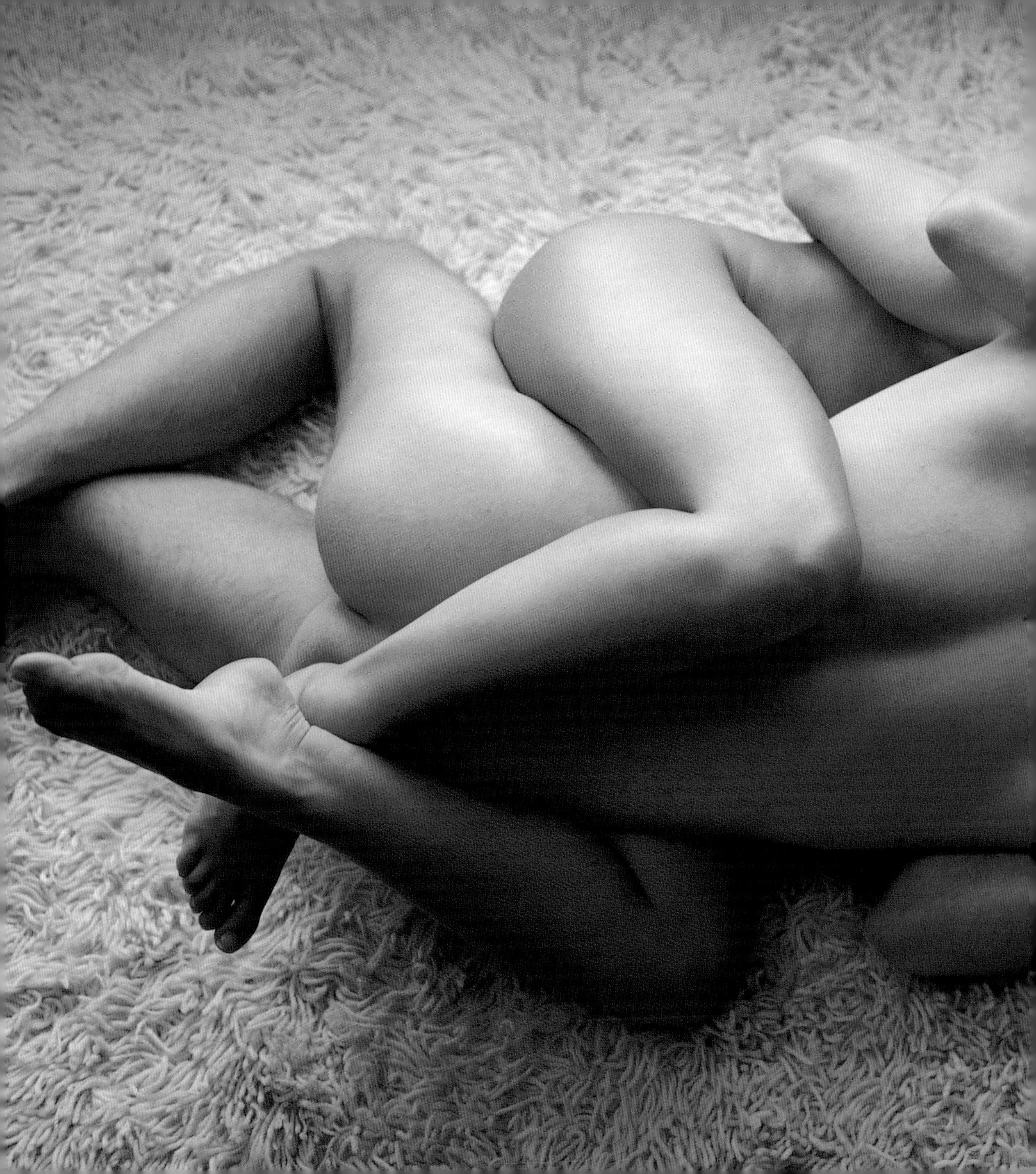

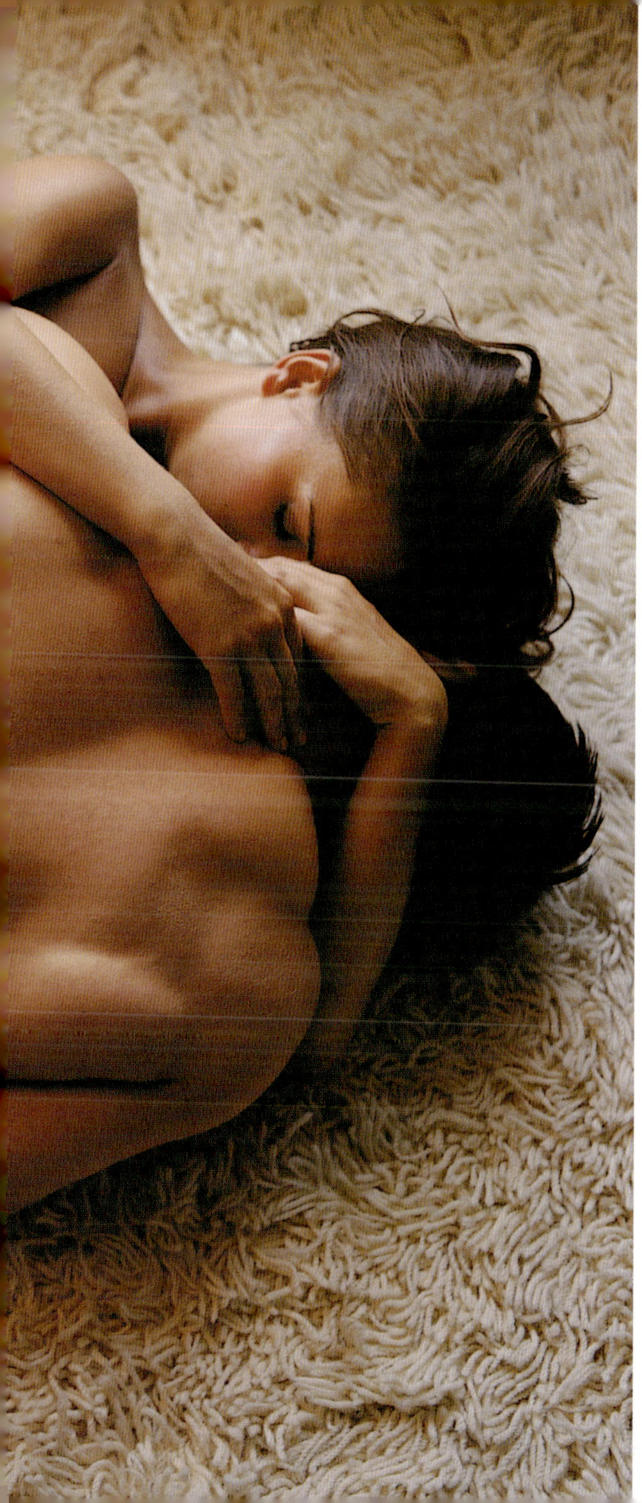

Kamasutra-Sex

Das Gleichgewicht finden

Kama bedeutet »die Welt genießen«, und ein *Sutra* ist eine »spirituelle Lehre«. Der Titel empfiehlt uns also, ein Gleichgewicht zwischen Körper und Geist anzustreben.

Obwohl das Buch für Männer bestimmt war, enthält es viele Tipps zur Luststeigerung bei Frauen. Darum lohnt es sich eindeutig, die sieben Teile des *Kamasutra* zu studieren, die jeweils von einem Experten verfasst wurden. Zu den Themen gehören Vorspiel, Orgasmen, Stellungen und Diskussionen über Liebe, Verführung, Kräuter, Aphrodisiaka und Liebeszauber.

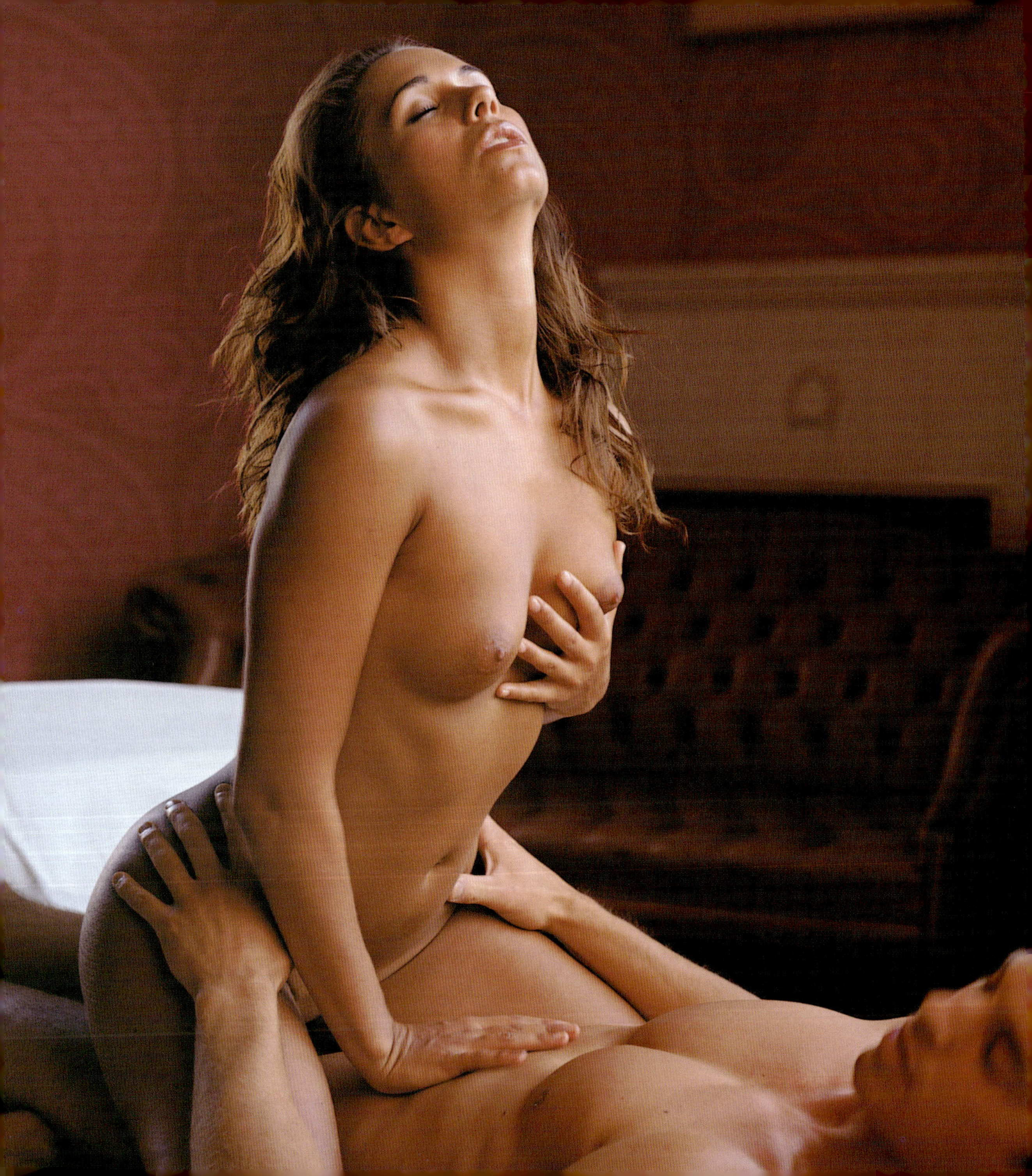

Kamasutra-Stellungen für den Orgasmus

Falls Sie neugierig sind: Das *Kamasutra* beschreibt 64 Stellungen. Vatsyayana glaubte, es gäbe acht Möglichkeiten, den Geschlechtsakt zu vollziehen, und das in jeweils acht Stellungen. Er bezeichnet diese Stellungen als »64 Künste«.

Weinreben

Sie liegen beide einander zugewandt auf der Seite, Arme und Beine sind ineinander verschlungen (siehe Seite 128–129). Er kann die Beine beugen, um tiefer eindringen zu können. Dies ist eine intime, kuschelige Stellung, die vollständigen Körper- und Blickkontakt ermöglicht.

Das Kamasutra ist wahrscheinlich das berühmteste Buch über Sinnesfreuden, das je geschrieben wurde

Wellenreiten

Ihr Partner liegt auf dem Rücken, Sie knien über ihm und schlingen Ihre Beine um seine (siehe Bild gegenüber). Sie steuern Tempo und Tiefe der Stöße, indem Sie sich seitwärts sowie auf und ab bewegen, um sich optimal zu stimulieren. Dadurch sollte der Partner ziemlich schnell den Orgasmus erreichen, da er locker bleiben kann, während Sie den größten Teil der harten Arbeit übernehmen.

Kauernder Tiger

Sie sitzen auf dem Penis des Partners und wenden ihm den Rücken zu. Er sitzt mit gestreckten Beinen auf dem Bett. Sie können sich frei bewegen, und er kann Sie am Po und an den Schenkeln stützen. Um diese Stellung zu variieren, kann der Partner sich an der Wand abstützen, und Sie können knien, anstatt zu sitzen, um den Winkel des Eindringens zu ändern. Dies ist eine gute Stellung, um von hinten einzudringen, und Sie können sich dabei mehr bewegen als sonst. Zudem kann Ihr Partner mit Ihren Brüsten und mit Ihrer Klitoris spielen. Allerdings ist diese Stellung für ihn recht anstrengend.

Bogen

Ihr Partner liegt flach auf dem Rücken, Sie sitzen auf seinem Penis und wenden sich seinen Füßen zu (siehe Bild rechts). Nachdem er eingedrungen ist, können Sie sich nach hinten beugen und sich mit beiden Armen abstützen, so dass Ihr Haar seine Brust kitzelt. Sie bewegen sich auf und ab. Dies ist eine anspruchsvolle Stellung, die Beweglichkeit voraussetzt und schwer beizubehalten ist, weil der Penis leicht herausrutscht. Aber Sie können Tempo und Tiefe des Eindringens steuern.

Spinnennetz

Dies ist eine erotische Stellung, die Spaß macht – nicht nur im Schlafzimmer. Sie sitzen am Ende des Bettes oder auf einem Stuhl, er kniet vor Ihnen und dringt ein. Sie schlingen die Beine um ihn, damit Sie nicht das Gleichgewicht verlieren und damit er tiefer eindringen kann. Wenn Sie sich auf einen Tisch setzen und er davor steht, können Sie die Höhe dieser Stellung variieren.

Flugzeugtragflächen

Sie liegen mit gespreizten Beinen auf ihm, und er dringt ein. Dann strecken Sie sich beide, so dass Sie parallel liegen, in Harmonie. Um die Stimulation zu steigern, bewegen Sie sich auf und ab. Diese Stellung ermöglicht guten Körperkontakt und ist sehr erregend für Sie beide, weil Ihre Vagina ihn eng umschließt.

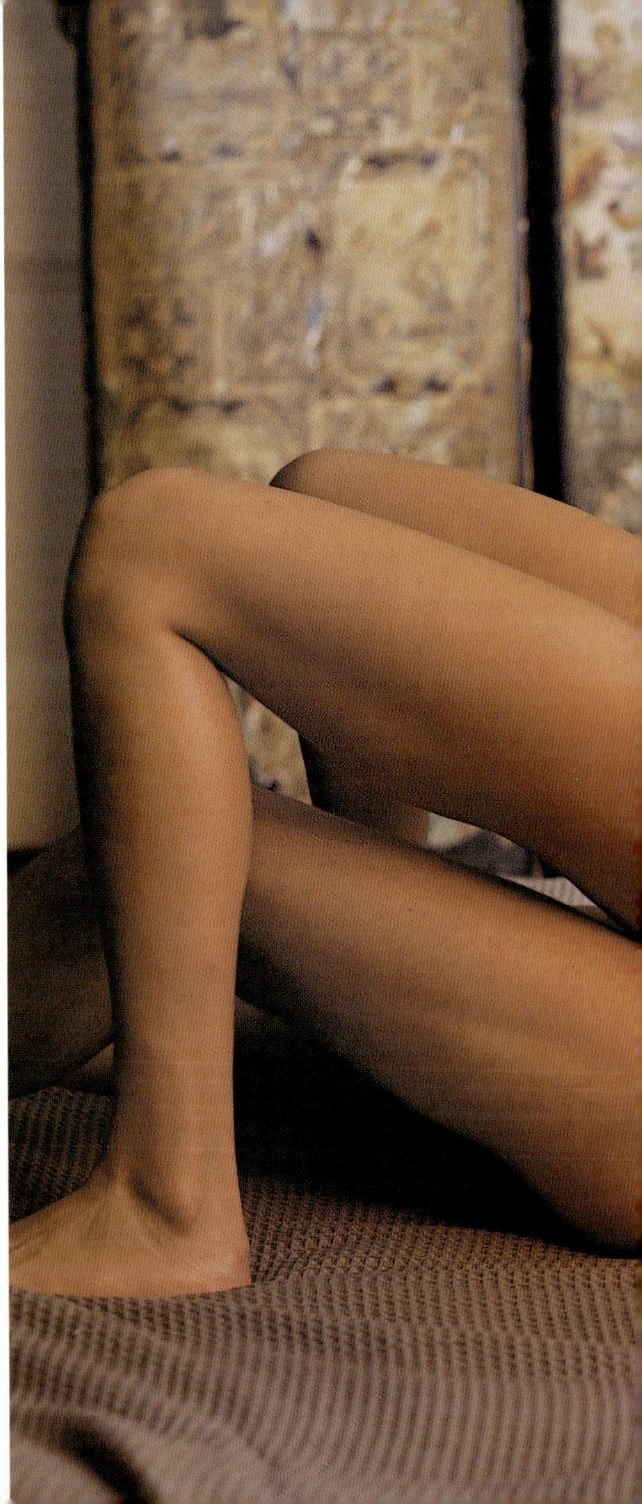

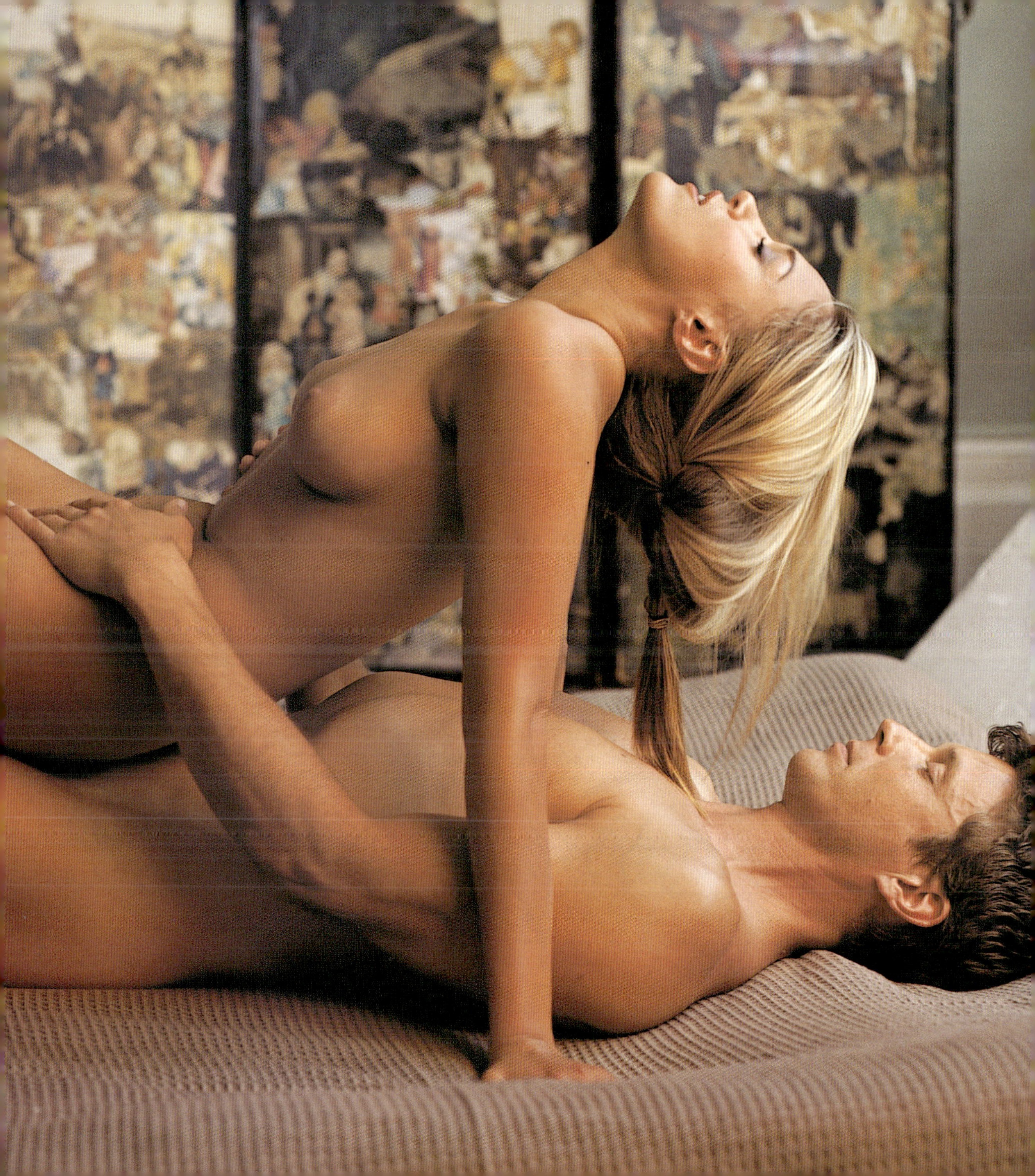

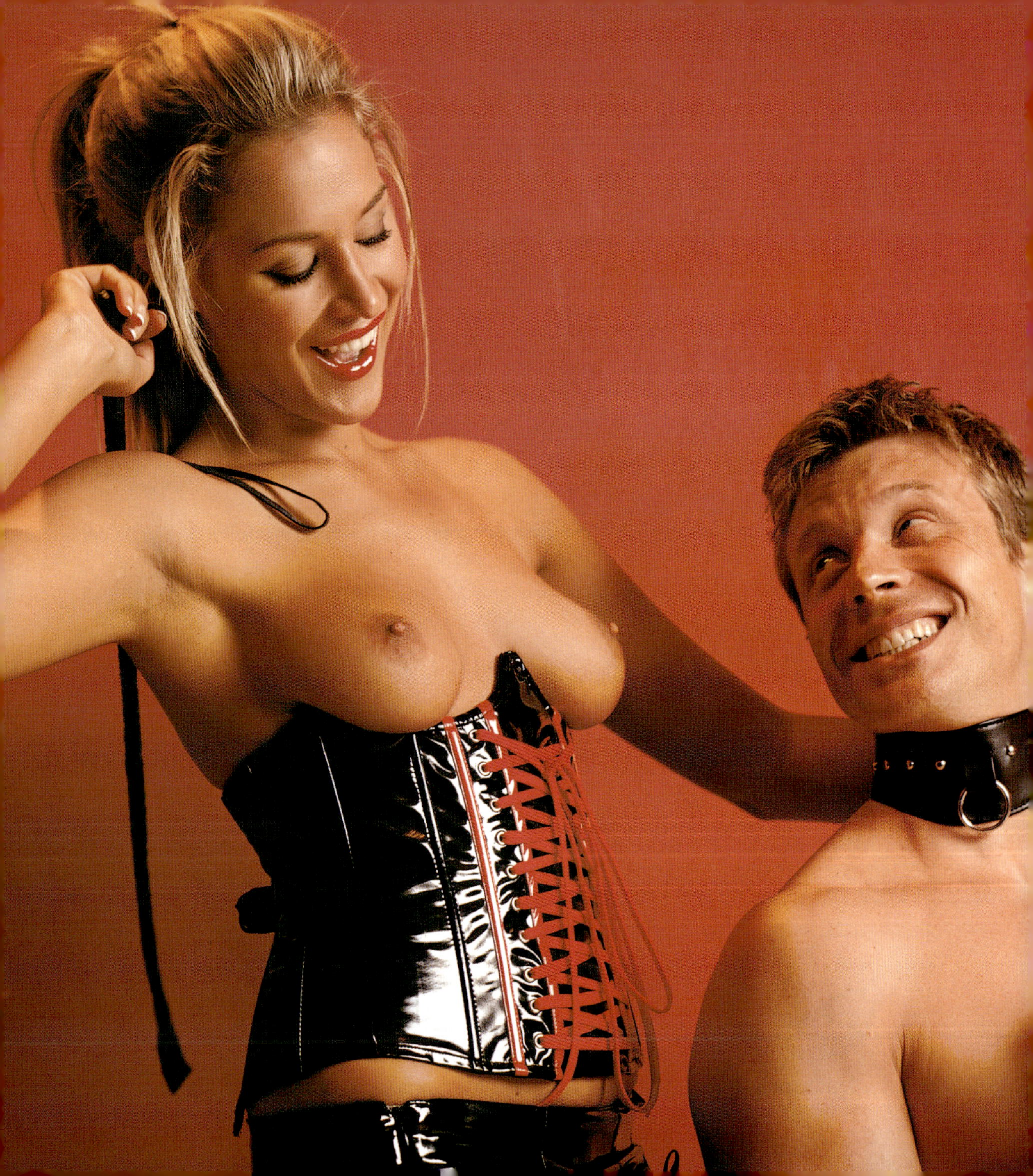

Raus aus dem alten Trott

Wenn die Leidenschaft einer neuen Beziehung abflaut und Sie sich an eine behagliche Zweisamkeit gewöhnt haben, besteht die Gefahr, in einen sexuellen Trott zu verfallen. Beruf, Kinder, Alltag und Stress können das sexuelle Verlangen beeinflussen. Wenn Sie einmal im Monat Sex haben und beide sich dabei wohl fühlen, ist alles in Ordnung. Ein Problem liegt erst dann vor, wenn Sie darunter leiden oder wenn Ihre Beziehung beeinträchtigt ist.

Neuer Schwung

Die meisten Paare gleiten in eine sexuelle Routine ab. Sie haben eine oder zwei Lieblingsstellungen, und ihr Sexleben spielt sich fast immer zur gleichen, passenden Tageszeit ab. Studien belegen, dass Paare umso seltener Sex haben, je länger sie zusammen sind. Dieser Sex muss nicht langweilig sein. Im Gegenteil: Partner, die sich schon länger kennen, sind beim Sex meist erfinderischer und zufriedener, wahrscheinlich weil sie einander so gut kennen. Wenn Sie glauben, dass Ihr Sexleben etwas Würze braucht, helfen Ihnen die folgenden Tipps.

Komm mal her, Schatz

Probieren Sie neue Stellungen aus. Die meisten Paare begnügen sich mit einer oder zwei Lieblingsstellungen, weil diese sich bewährt haben und sie oder ihn rasch zum Orgasmus bringen. Es gibt viele Bücher, die Liebespositionen beschreiben, und es macht Spaß, einige zu probieren – selbst wenn es bei einem Versuch bleibt. Wenn Sie immer Sex im Bett hatten, wählen Sie einen anderen Ort und andere Tageszeiten.

Zeit für den Sex

Ihre Beziehung bleibt frisch, wenn Sie einmal im Monat wegfahren, regelmäßig auswärts essen und eine Betreuung für die Kinder suchen, damit Sie gemeinsam eine glückselige Nacht genießen können. Achten Sie auf gute Kommunikation, flirten Sie, küssen und berühren Sie einander. Lernen Sie, eine gute erotische Massage zu geben. Verführen Sie Ihren Partner häufiger, selbst wenn Ihnen nicht nach Sex zumute ist – je mehr Orgasmen Sie haben, desto mehr verlangt der Körper danach.

Fantasien

Gehen Sie mit Ihrer Spielzeugbox in die Stadt. Es gibt viele innovative Spielsachen zu kaufen, die verschiedene Teile des Korpers verwöhnen (siehe Seite 52–55). Probieren Sie neue Gleitmittel aus – dann flutscht wirklich alles besser. Experimentieren Sie mit sexy Unterwäsche, Fantasiekostümen und Rollenspielen. Wenn Sie neugierig sind und Ihre Grenzen ausdehnen möchten, haben Sie viele Alternativen: Swingerclubs, Hotels, Fetischclubs, FKK und vieles mehr.

Zeitweilige Trennung

Wenn Sie Ihren Partner einige Tage nicht sehen, wissen Sie ihn und den Sex ein klein wenig mehr zu schätzen. Versuchen Sie, einigen speziellen eigenen Interessen zu frönen. Wenn Sie beide für sich allein etwas Aufregendes unternehmen, haben Sie mehr Gesprächsstoff und Ihre gemeinsame Zeit wird umso interessanter.

Regelmäßiger Sport

Sport hebt die Stimmung, steigert die Bildung von Endorphinen und macht Appetit auf Sex. Außerdem fühlen Sie sich sinnlicher und haben mehr Freude an Ihrem Körper. Es genügt, wenn Sie dreimal in der Woche eine gute halbe Stunde trainieren.

Gute Ernährung

Der Körper braucht eine ausgewogene, abwechslungsreiche Kost mit Vitaminen und Mineralien. Experimentieren Sie mit Aphrodisiaka und Kräutern, und schränken Sie Fett, Fleisch und Alkohol ein. Wenn Sie viel Fett und Cholesterin zu sich nehmen, werden Sie schläfrig und träge und haben abends keinerlei Lust auf Sex. Übrigens können einige Speisen auch Teil des Vorspiels sein.

Körperschmuck

Es gibt für jeden etwas. Die meisten Piercings sollen die sexuelle Lust steigern. Ein Ring in der Eichel stimuliert beim Sex angeblich die Klitoris intensiver. Bei Frauen befinden sich genitale Piercings meist am Scheideneingang und hinter der Klitorisvorhaut. Piercings an den Brustwarzen können ebenfalls erregend wirken.

Haarige Experimente

Rasieren Sie alle Schamhaare ab, um beim oralen Sex und beim Geschlechtsverkehr neue Empfindungen zu erleben. Oder probieren Sie die neuste Mode aus Brasilien oder Hollywood aus. Die Tiffany Box ist zumindest ein Kichern wert. Dabei wird alles abrasiert bis auf ein winziges Quadrat, das man blau färbt, damit es den Geschenkboxen des berühmten Juweliers gleicht.

Vorbereitungen

Achten Sie darauf, dass Sie immer und überall Kondome, Gleitmittel und Sexspielzeug zur Hand haben, in der Handtasche, im Auto und an verschiedenen Orten zu Hause. Dadurch wird der Sex spontan und abenteuerlich, und Sie bekommen zu ganz ungewöhnlichen Tageszeiten Lust.

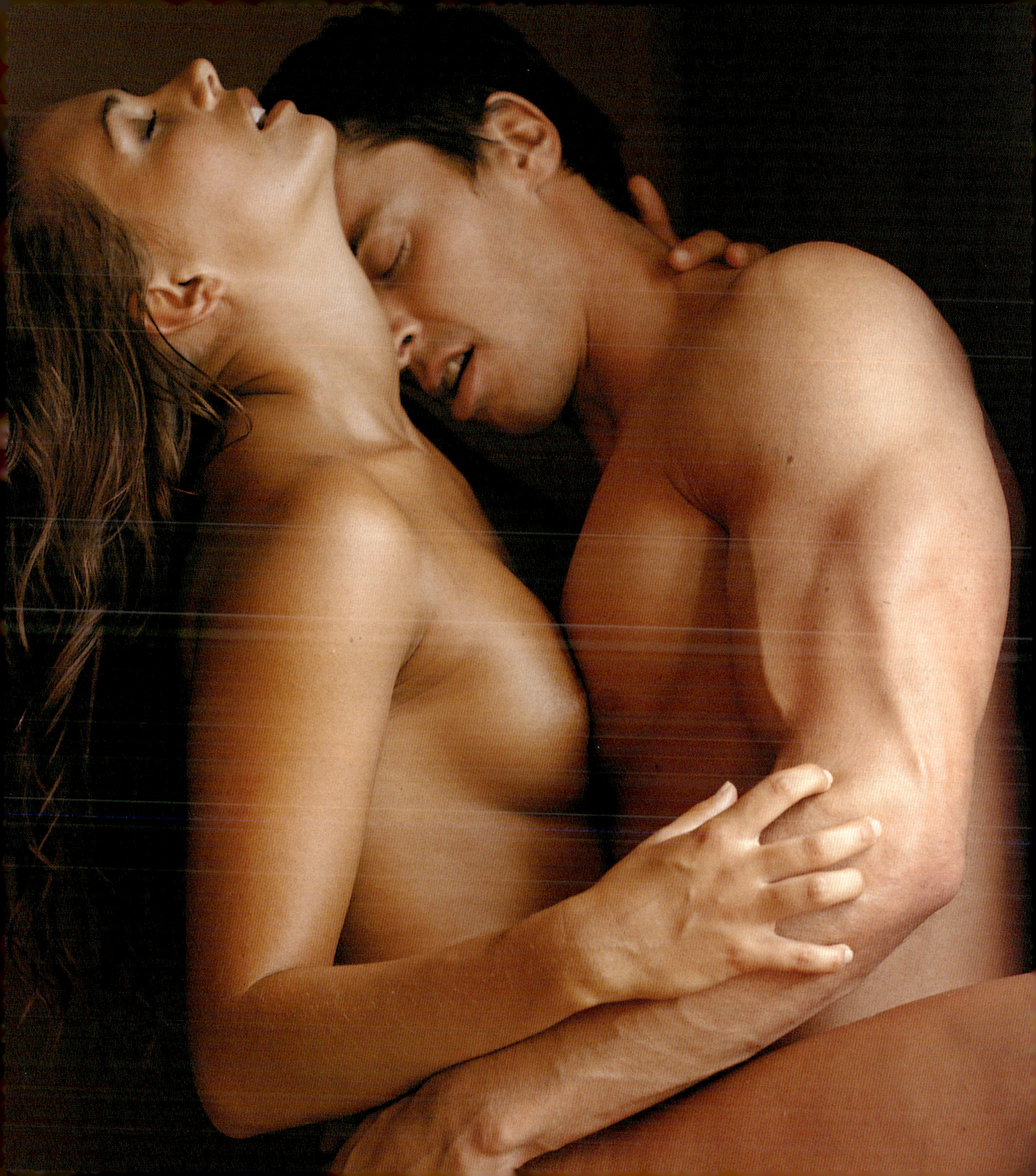

Probleme lösen

Die Schwierigkeiten, die am Anfang dieses Buches (siehe Seite 20–23) erwähnt wurden, können zu Spannungen und Stress in der Beziehung führen und dürfen daher nicht ignoriert werden. Wenn Sie glauben, nur Sie hätten Probleme, irren Sie sich. Und in den meisten Fällen gibt es brauchbare Lösungen.

Körperliche Lösungen

Zuerst sollten Sie zum Arzt gehen, um körperliche Störungen auszuschließen. Schlechte Durchblutung, schwache Beckenbodenmuskeln oder eine Verletzung der Wirbelsäule können Anorgasmie auslösen. Vaginismus lässt sich manchmal mit einfachen Entspannungsmethoden oder durch Training der Scheiden- und Beckenbodenmuskeln beseitigen. Ein Gespräch mit einem Sexualtherapeuten ist ebenfalls hilfreich.

Auch Erektionsstörungen können körperliche Ursachen haben, zum Beispiel schlechte Durchblutung des Penis, Hormonmangel oder Diabetes. Das alles lässt sich behandeln. Ernährung, Alkohol und Rauchen spielen oft ebenfalls eine Rolle; in diesem Fall sind Änderungen der Lebensweise angebracht. Bei vorzeitiger Ejakulation sollte Ihr Partner ein wenig üben – den Penis stimulieren, pausieren, wiederholen –, um den Ejakulationszeitpunkt besser bestimmen und hinauszögern zu können.

Psychische Lösungen

Wenn Sie psychische Probleme haben, kann Ihnen vielleicht ein Berater oder Sexualtherapeut helfen. Die Sexualtherapie ist eine sehr wirksame Methode, um die meisten sexuellen Störungen zu behandeln. Sie können den Therapeuten allein oder mit dem Partner aufsuchen und das Timing selbst bestimmen. Der Therapeut erkundigt sich nach Ihrer sexuellen Vorgeschichte, Ihren Beziehungen, Ihrer Einstellung zum Sex und Ihren Problemen. Dann bespricht er mit Ihnen die möglichen Ursachen und die Behandlung. Vielleicht empfiehlt er Ihnen Übungen – allein oder mit Partner –, die mit nicht-sexuellen Berührungen anfangen und mit Sex enden. Ein Vorspiel dieser Art hilft Ihnen, den Körper besser kennen zu lernen und Ihre Lust zu steigern, und vor allem baut es Spannungen ab, weil Geschlechtsverkehr und Orgasmus nicht mehr im Mittelpunkt stehen – und das ist vielleicht schon die Lösung des Problems.

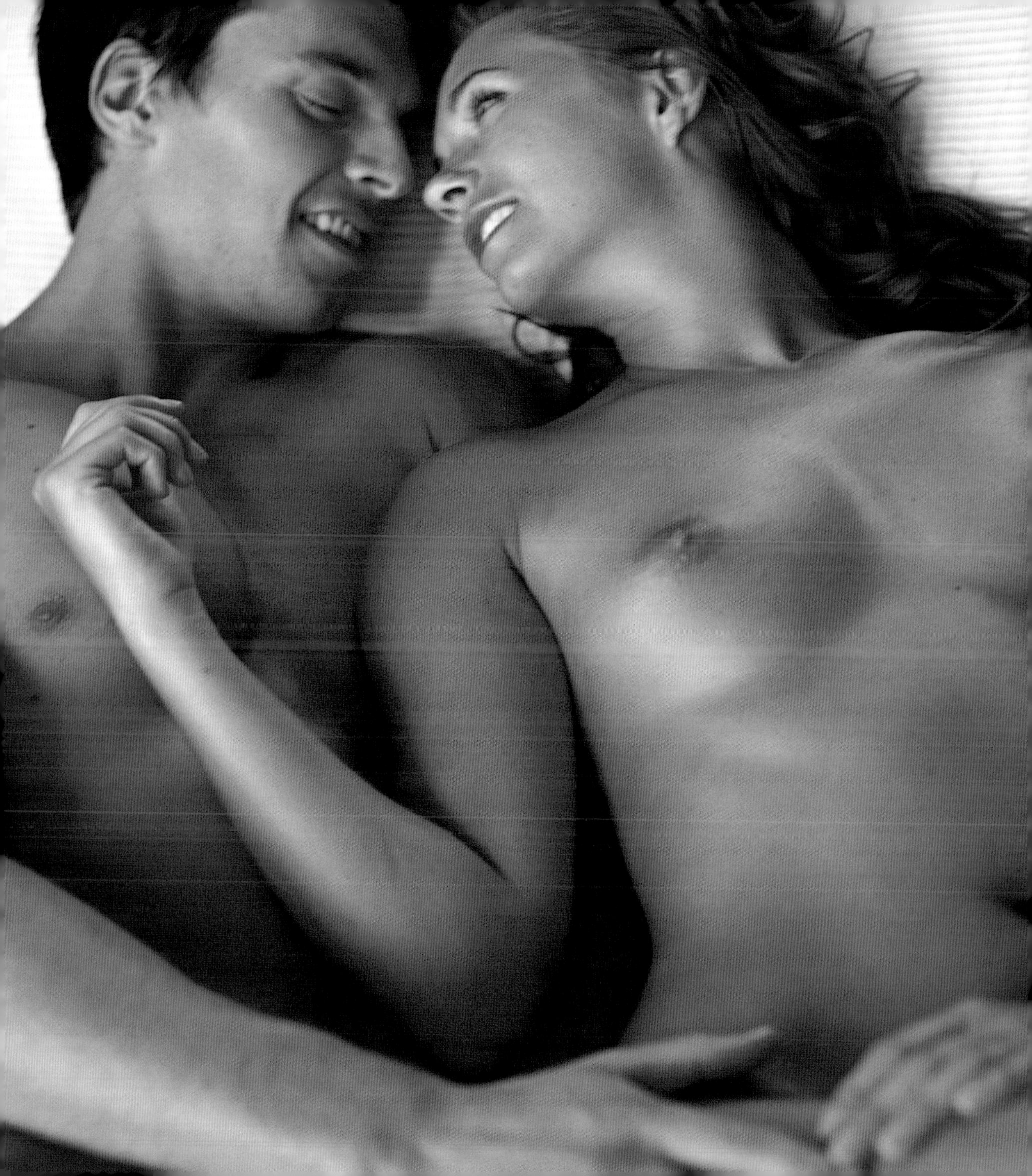

Weibliche und männliche Anatomie

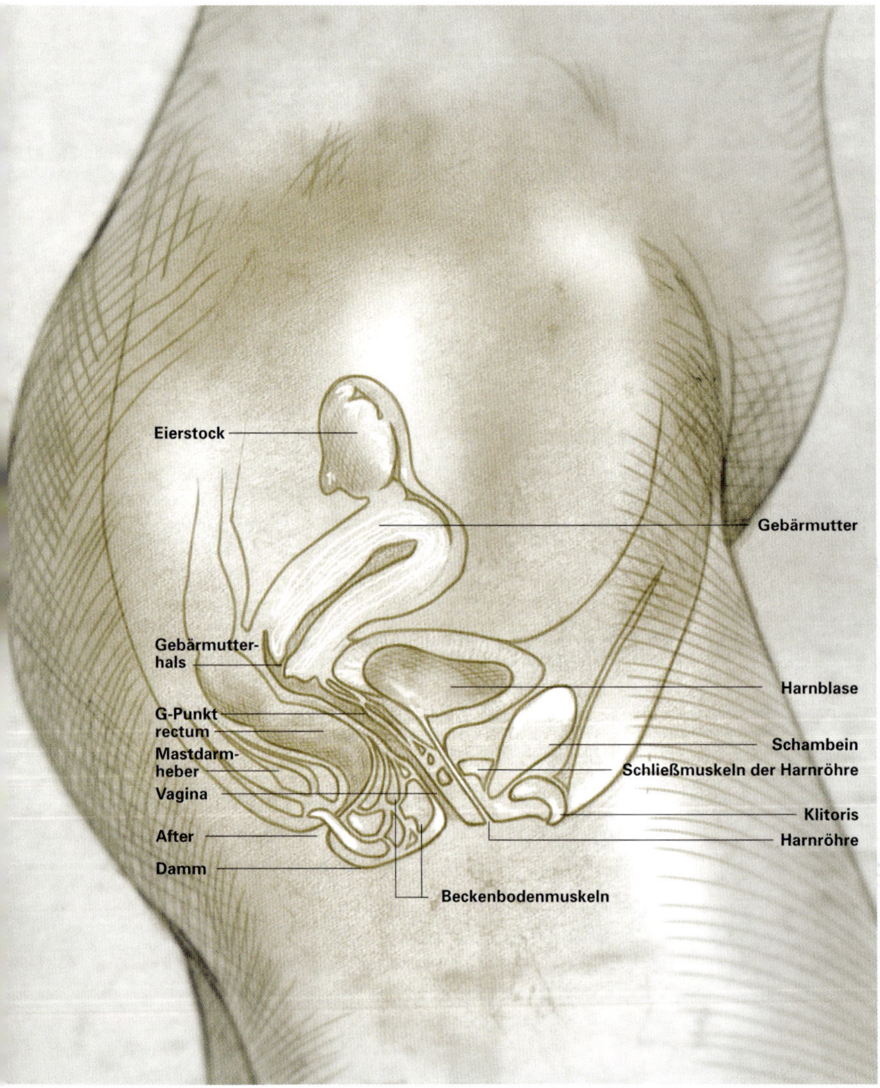

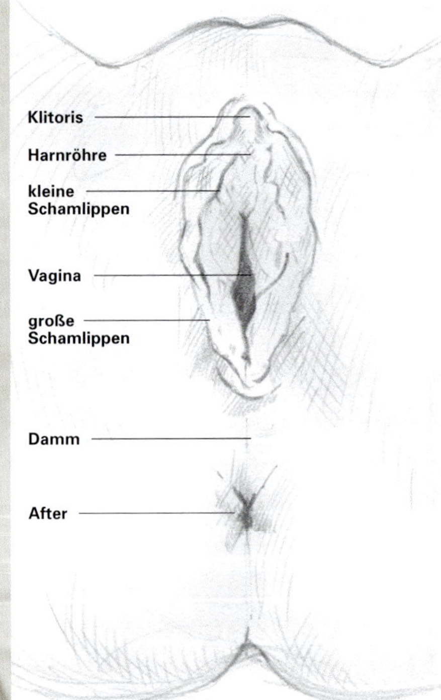

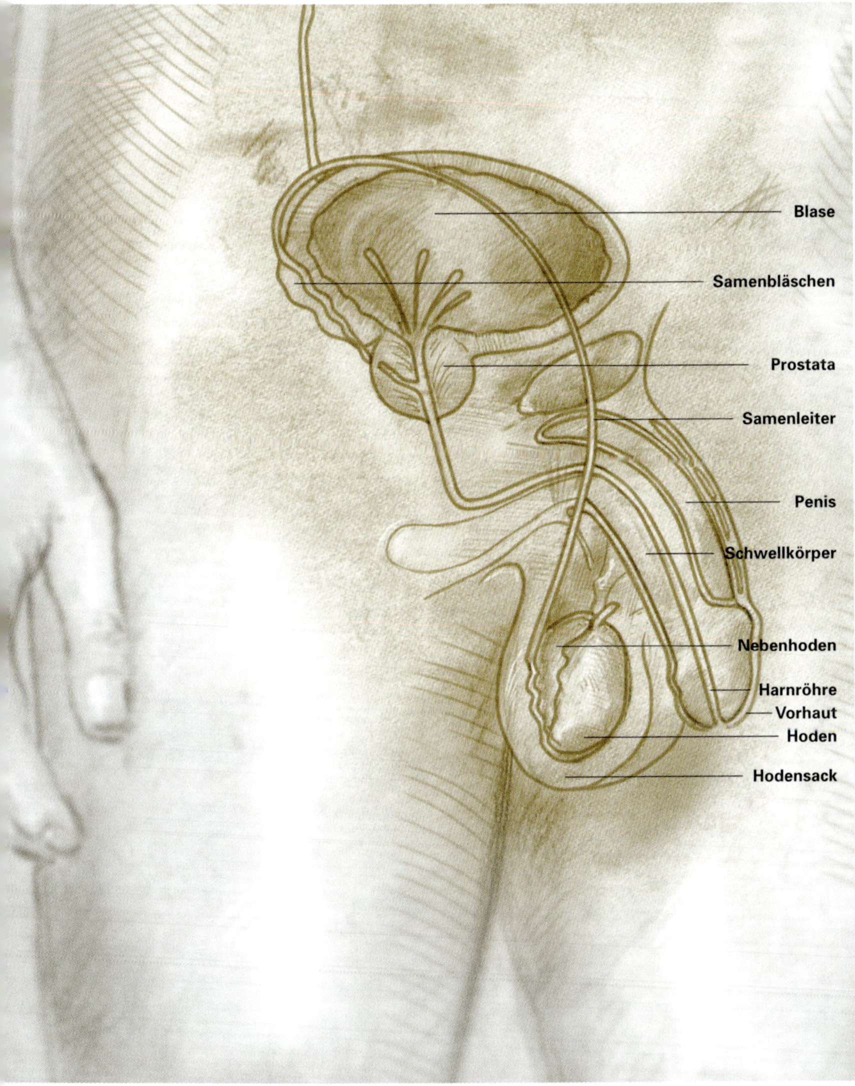
Blase
Samenbläschen
Prostata
Samenleiter
Penis
Schwellkörper
Nebenhoden
Harnröhre
Vorhaut
Hoden
Hodensack

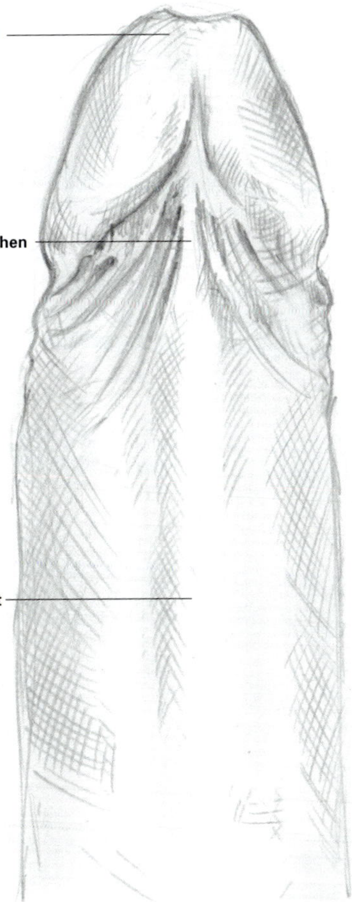
Eichel
Bändchen
Schaft

Register

Danksagungen

Chefredakteurin Jane McIntosh
Projektleiterin Fiona Robertson

Chefdesigner Darren Southern
Fotograf John Davis/© Octopus Publishing Group Ltd

Produktionskontrolle Martin Croshaw